国家社会科学基金一般项目"全球应对老龄化治理与构建年龄友好城市研究"（18BZZ044）

中国保险学会2024年度项目"长期护理保险促进健康养老服务产业发展路径研究——基于典型国家经验的比较制度分析"（ISCKT2024-N-1-04）

四川省哲学社会科学基金项目"促进四川省'一老一小'服务供需平衡的政策优化路径研究"（SCJJ23ND232）

四川省社会科学重点研究基地老龄事业与产业发展研究中心2023年度一般项目"政府购买居家养老服务的利用现状与优化路径分析"（XJLL2023003）

一老一小新视野丛书

中国老年长期照护体系研究

杨一帆 王双双 等著

中国社会科学出版社

图书在版编目（CIP）数据

中国老年长期照护体系研究／杨一帆等著. -- 北京：
中国社会科学出版社，2024.10. --（一老一小新视野丛
书）. -- ISBN 978-7-5227-4363-9

Ⅰ. R473.59；D669.6

中国国家版本馆 CIP 数据核字第 2024LK2309 号

出 版 人	赵剑英	
责任编辑	刘亚楠	
责任校对	张爱华	
责任印制	张雪娇	
出　　版	中国社会科学出版社	
社　　址	北京鼓楼西大街甲 158 号	
邮　　编	100720	
网　　址	http://www.csspw.cn	
发 行 部	010-84083685	
门 市 部	010-84029450	
经　　销	新华书店及其他书店	
印　　刷	北京明恒达印务有限公司	
装　　订	廊坊市广阳区广增装订厂	
版　　次	2024 年 10 月第 1 版	
印　　次	2024 年 10 月第 1 次印刷	
开　　本	710×1000　1/16	
印　　张	12.75	
插　　页	2	
字　　数	253 千字	
定　　价	88.00 元	

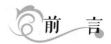

前　言

　　人口老龄化和高龄化是当今世界面临的重大挑战，也是中国社会经济发展面临的重要问题。随着老年人口的增加和寿命的延长，越来越多的老年人因为年老、疾病或残疾而失去了日常生活能力，需要长期照护服务来维持生活质量和尊严。根据国务院发展研究中心（2022）的数据预测：到2030年，中国失能老年人口可能达到6953万人，占老年人口比重17.44%；到2050年，失能老年人口将进一步增长至1.26亿人，占老年人口比重22.06%。这些数据说明，随着失能老年人口规模的不断扩张，长期照护服务的刚性需求也将显著上升。面对日益增长的长期照护需求，如何建立一个有效、可及、可负担、可持续、公平和包容的长期照护体系，是亟待解决的问题。

　　然而，目前全球范围内的长期照护体系都面临着诸多挑战和困境，如政策缺失、资金紧张、服务不够、人员短缺、质量不高、监管不严等。而在中国，由于少子化和高龄化加剧，加上护理费用高昂，长期照护已成为很多家庭不能承受之重，因而引发了一系列严重的社会问题。因此，中国自2013年起开始探索建立长期护理保险制度并构建与之配套的长期照护体系，截至2024年，全国已有49个城市开展了长期护理保险的试点。由于中国长期照护起步较晚，存在更多的问题和难点，如失能评估结果无法跨部门互通、供给与需求失衡、人力和资金短缺、城乡与区域发展不均、服务与保障融合不深、行业监管不够系统等。这些问题和难点不仅会影响老年人的福祉和健康，还会制约老龄事业的发展和创新。由此，构建面向庞大失能老年人群体的长期照护体系既是题中之义和重要任务，更是应对新时代人口老龄化新形势和新特点的重大民生之所盼所望。

　　本书分析了中国当前长期照护的现状和问题，通过总结经验并借鉴国际上的先进做法，聚焦重点难点，加快改革体制机制，着力完善体系建设，整合政策、资金、人才、设施等全要素资源，探索建立涵盖政策支撑体系、需求评估体系、服务供给体系、行业监管体系、综合保障体系的"五位一体"中国式老年人长期照护体系。本书共分为四个部分，第一部分为理论篇，介绍了健康老龄化视域下的长期照护；第二部分为实践篇，阐述了中国长期照护体系的探索与发展；第三部分为借鉴篇，对比了国际上各国长期照护的支付模式；第四部分为展望篇，系统地描绘了未来中国如何使人人都享有长期照护的保障。

　　本书可以帮助更多人了解中国长期照护体系的现状以及未来发展的方向，并且通过对一些典型国家的体系剖析，借鉴国际经验和成功案例，因地制宜，结合地方实际情况，通过各种方式方法，完善本地的长期照护体系。同时，本书也可以促进学术界对中国长期照护体系的研究和探讨，为政策制定者提供一定的支持与帮助。

目　录

第一章　理论篇：
健康老龄化视域下的长期照护

第一节　长期照护的时代背景*

一　全球背景

（一）全球老龄化面临的挑战

人口老龄化是社会现代化进程中的客观趋势。联合国发布的《世界人口展望 2022》报告数据预测，全球 65 岁及以上老年人口占比将从 2022 年的 10% 增长至 2050 年的 16%，届时 65 岁及以上老年人口的数量将是 5 岁及以下儿童人口数量的 2 倍。日本（29.79%）、意大利（23.68%）、芬兰（22.89%）、葡萄牙（22.56%）等 60 多个国家 65 岁及以上老年人口占比均超过了深度老龄化社会 14% 的标准线。随着全球人口结构加速老化，相关国家和地区的经济社会发展受到的影响日益明显。面对人类历史上前所未遇的银发浪潮，目前绝大多数国家的政府和民众尚未做好充足的准备，劳动力和金融市场、商品和服务的生产与消费、社会保障体系等领域的转型与变革迫在眉睫①，全球共同面临着人口老龄化带来的全局性、长期性和战略性挑战。

（二）医疗照护技术迅猛发展

自 19 世纪以来，随着生物、化学、材料学和计算机等学科的快速进步，

---

* 本节由杨一帆、王双双、潘君豪执笔。

① 董克用、张栋：《高峰还是高原？——中国人口老龄化形态及其对养老金体系影响的再思考》，《人口与经济》2017 年第 4 期。

不断涌现出的各类重大医疗技术和发明，挽救了无数人的生命，显著地提升了全人类的平均寿命。根据世卫组织的预测，2050 年人类平均寿命将达 77 岁，2100 年将达 83 岁，经济更加繁荣、科技更加发达的国家和地区将拥有更长的人均寿命。近年来，随着物联网、5G 技术、人工智能、大数据和区块链等技术的蓬勃发展，越来越多的医疗科技已经从科幻变为现实，技术密集型、数据驱动型和智慧赋能型的新型医疗照护模式日益深刻地影响着全球人类的生产与生活[1]。医疗照护在效率医疗技术、智慧照护技术以及主动健康技术中迅猛发展。

1. 效率医疗技术

效率医疗（Efficient Healthcare）是综合临床大数据、人工智能辅助决策和创新医疗器械等技术手段，以最短的时间、最佳的质量和相对节约的费用来达到高效、精准的疗效。领域内具有代表性的前沿技术有：数字孪生（Digital Twins in Healthcare）、增强智能（Intelligence Augmented，IA）和数字疗法（Digital Therapeutics，DTx）。当前，数字孪生在医疗照护领域的主要应用分别是精确医疗、临床试验和医院管理[2]。增强智能主要是在医疗保健领域用更少的资源来提供更好的医疗服务，并在医疗服务提供过程中发挥至关重要的质量控制作用[3]。数字疗法主要针对各类适应症进行设计，尤其是精神障碍、糖尿病和呼吸系统疾病等慢性病，疗效等同于常规药品和治疗方法，能进一步填补传统药物治疗无法满足的需求[4]。

2. 智慧照护技术

智慧照护（Smart Healthcare）是将个体生理活动与物联网科技、友好辅具和照护服务有机联结，重点不在照护技术的本身，而是通过技术联结相关对象构建平台生态系统，通过整合性的整体照护方案解决具体场景的个体化

---

① ［匈牙利］赫塔拉·麦斯可（Bertalan Meskó）：《颠覆性医疗革命：未来科技与医疗的无缝对接》，大数据文摘翻译组编译，中国人民大学出版社 2016 年版。

② Armeni, P., Polat, I., De Rossi et al., "Digital Twins in Healthcare: Is It the Beginning of a New Era of Evidence-Based Medicine? A Critical Review", *Journal of Personalized Medicine*, 12 (8), 1255.

③ Crigger, E., Reinbold, K., Hanson, C. et al., "Trustworthy Augmented Intelligence in Health Care", *J Med Syst*, 46 (12), 2022.

④ Dang A., Arora D., Rane P., "Role of Digital Therapeutics and the Changing Future of Healthcare", *J Family Med Prim Care*, 2020, 9 (5): 2207-2213.

痛点问题。领域内具有代表性的前沿技术有：虚拟现实（Virtual Reality，VR）[1]；远程医疗/照护（Telemedicine & Telecare）和辅助生活的新兴技术以及社交和医护辅助机器人。虚拟现实技术能在照护互动中帮助医护人员通过模拟系统实时收集健康数据并进行数据共享和决策分析。远程医疗/照护技术体系通过新型通信基础设施、可穿戴设备、家用电器和机器人等智能终端构成一个覆盖公立医院、私立医院和个人医疗设施的完整生态技术聚合体[2]。社交和医护辅助机器人为被照护者从事社交和自主身体活动提供了可能，有望进一步减少对亲属和医护人员的照护依赖。

3. 主动健康技术

主动健康（Active Health）强调运用个人健康管理新科技与工具主动对人体施加可控刺激，实现人体机能增强或慢病逆转的预防医学模式[3]。主动健康技术包含了从健康风险监测、评估和干预到临床疾病诊疗、康复和长期护理等全生命周期各阶段的健康支持技术，其中具有代表性的前沿技术为智能可穿戴设备（Wearable Devices）。智能可穿戴设备包含的不同类型传感器可以用来跟踪用户日常活动来收集步数、心率、睡眠时间、血压和血氧水平等数据，并将其上传到云存储中[4]。目前腕带式可穿戴设备已经在心血管疾病、神经系统疾病、脂肪肝疾病和代谢疾病等病症上得到广泛应用，有望持续提高患者健康生活方式的依从性，降低各类疾病治疗费用。

（三）全球长期照护需求

随着老龄化社会的到来，确保为所有有需要的人提供负担得起的长期照护服务的压力越来越大。在许多经济合作发展组织（Organization for Economic Co-operation and Development，OECD）国家，经济支出的很大一部分已经分配给一系列医疗和护理，以及为日常生活活动依赖他人的人提供个人照护和

---

[1] Liu, Z., Ren, L., Xiao, C., Zhang, K., & Demian, P., "Virtual Reality Aided Therapy towards Health 4.0: A Two-Decade Bibliometric Analysis", *International Journal of Environmental Research and Public Health*, 2000, 19 (3), 1525.

[2] I. Ahmad et al., "Emerging Technologies for Next Generation Remote Health Care and Assisted Living", *IEEE Access*, 2022, Vol. 10, pp. 56094-56132.

[3] 李祥臣、俞梦孙：《主动健康：从理念到模式》，《体育科学》2020年第2期。

[4] Chakrabarti S., Biswas N., Jones L. D., Kesari S., Ashili S., "Smart Consumer Wearables as Digital Diagnostic Tools: A Review", *Diagnostics* (*Basel, Switzerland*), 2022 Aug, 12 (9), p. 2110.

支援服务。在过去 15 年中，对照护的需求随着人口老龄化的进程和公共融资服务的延伸而增加，许多经合组织国家长期照护支出在健康总支出中所占的份额或占 GDP 的份额逐渐增长。从图 1-1 可以看出，OECD 国家中，在那些至少有一种 ADL/IADL① 限制的人中，未得到满足的长期照护需求的比例均在 25% 以上，波兰和捷克共和国甚至超过了 70%，OECD 国家的均值为 50.1%，可以知晓未得到满足的长期照护需求的比例超过了一半。在那些至少有三种 ADL/IADL 限制的人中，未得到满足的长期照护需求的比例在 10% 以上，OECD 国家的均值为 36.8%，其中匈牙利、意大利、立陶宛共和国、爱沙尼亚共和国、斯洛文尼亚共和国、波兰以及捷克共和国的比例超过了50%。从这些数据可以看出，OECD 国家中还有相当大一部分群体对长期照护有很大的需求。

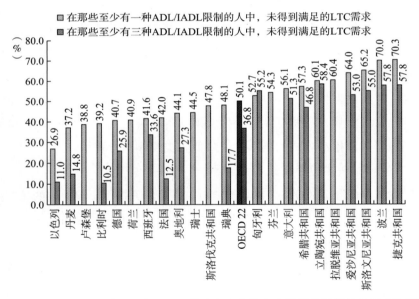

图 1-1 2019—2020 年 65 岁及以上居住在家中的人未满足的长期护理需求比例

资料来源：Survey of Health, Ageing and Retirement in Europe, wave 8 （data refer to 2019/2020）.

图片来源：OECD, "Access to long-term care", *Health at a Glance 2021: OECD Indicators*, OECD Publishing, Paris, https://doi.org/10.1787/4c4694a2-en.

---

① ADL：日常生活活动（Activity of Daily Living）；IADL：工具性日常生活活动功能（Instrumental Activity of Daily Living）

二　中国背景

（一）人均预期寿命的延长

全球和中国人均预期寿命的不断提高与社会发展、医疗技术、卫生理念和医保制度等因素有关①。国际医学期刊《柳叶刀》发布的《2019 全球疾病负担研究》特刊中的结果显示，全球人均预期寿命稳定增长，从 2000 年的 67.2 岁，增至 2019 年的 73.5 岁，增幅为 6.3 岁。中国的人均预期寿命从 1990 年的 68.1 岁，增至 2019 年的 77.6 岁，增幅达 9.5 岁，高于全球平均增幅（6.3 岁）。其中，中国女性人均预期寿命为 80.0 岁，中国男性人均预期寿命为 74.7 岁②。截至 2019 年，中国人均健康预期寿命③为 68.4 岁，对比数据可知，人均预期寿命比人均健康预期寿命高 9.2 岁。中国民众的人均预期寿命有所增加，但身体不健康状态的时间也更长了。人均预期寿命的延长带来了老龄化和人口结构的变化，这对于制定长期照护政策有重要意义。

（二）少子老龄化趋势明显

中国人口结构正经历重大转型，社会变迁和家庭观念的转变使得年轻人结婚生育的意愿下降，晚婚晚育和不婚不育现象日益普遍，少子化和老龄化问题逐渐凸显。相关数据显示，截至 2023 年年末，中国人口为 140967 万人，比 2022 年年末减少 208 万人，中国出生人口为 902 万人，出生率为 6.39‰；60 岁及以上老年人口占总人口的比重为 21.1%，65 岁及以上老年人口占总人口的比重为 15.4%，相比第七次全国人口普查④的老年人口比重分别提升了 2.4% 和 1.9%；结婚率从 2010 年的 9.3‰ 降到 2022 年的 4.8‰。

---

① 阳旭东：《台湾地区长期照护政策：回顾、评价及启示》，《云南民族大学学报》（哲学社会科学版）2018 年第 35 卷第 5 期。

② Wang H., Abbas K. M., Abbasifard M., et al., "Global Age-sex-specific Fertility, Mortality, Healthy Life Expectancy（HALE），and Population Estimates in 204 Countries and Territories，1950-2019： a Comprehensive Demographic Analysis for the Global Burden of Disease Study"，*The Lancet*，2020，396（10258），pp. 1160-1203.

③ 健康预期寿命：HALE，即 Healthy Life Expectancy。

④ 在第七次人口普查中，60 岁及以上老年人口占总人口的比重为 18.7%，65 周岁及以上老年人口占总人口的比重为 13.5%。

出生率和总和生育率的降低以及人口老龄化的加速成为中国人口结构变化的典型特征。

表1-1　中国2010—2023年出生率、60岁及65岁以上老年人口比重

年份	结婚率（‰）	出生率（‰）	60岁以上人口比重（%）	65岁以上人口比重（%）
2010	9.3	11.90	13.3	8.9
2011	9.7	13.27	13.7	9.1
2012	9.8	14.57	14.3	9.4
2013	9.9	13.03	14.9	9.7
2014	9.6	13.83	15.5	10.1
2015	9.0	11.99	16.1	10.5
2016	8.3	13.57	16.7	10.8
2017	7.7	12.64	17.3	11.4
2018	7.3	10.86	17.9	11.9
2019	6.6	10.41	18.1	12.6
2020	5.8	8.52	18.7	13.5
2021	5.4	7.52	18.9	14.2
2022	4.8	6.77	19.8	14.9
2023	—	6.39	21.1	15.4

数据来源：笔者根据《中国统计年鉴2023》《国家老龄事业发展公报》《民政事业发展统计公报》整理所得。

（三）失能老年人规模不断增大

老年人虽然寿命延长，但健康状况并不理想，失能老年人的数量和比例都在不断增加。全国老龄办、中国老龄协会组织的"中国城乡老年人生活状况抽样调查"结果显示，截至2021年5月，中国失能老年人大致占老年人口的18.3%。按照这一比例估算，失能老年人的保守数量已超过4830万人[1]。

———————————

[1]　中国老年学和老年医学学会课题组：《我国失能老人照护人员队伍建设研究报告》，2022年11月20日。

另据国务院发展研究中心 2022 年的数据预测：到 2030 年，中国失能老年人可能达 6953 万人，占老年人口比重 17.44%；到 2050 年，失能老年人将进一步增长至 1.26 亿人，占老年人口比重 22.06%①。这些数据说明，随着失能老年人规模的不断扩张，长期照护服务的刚性需求也将显著上升。

（四）家庭结构的改变

中国家庭规模正呈现缩小的趋势，这与社会变迁和家庭观念的转变有关。根据第七次人口普查数据显示，2020 年中国家庭平均户规模为 2.62 人，比 2010 年的 3.10 人减少了 0.48 人，相当于每个家庭减少了近半人，家庭基础结构从一般意义的三口之家向两口之家转变，这可能影响家庭功能和家庭关系②。而且，1 人户比例明显上升，且增速较快，2020 年中国家庭 1 人户的比例相比 1990 年增长了 18.69 个百分点；2 人户比例也在不断提升，在 2020 年占比达到了 29.68%，超过了 3 人户的比例（20.99%）；4 人户、5 人户、6 人及以上户的占比都在逐年下降，家庭户规模朝着小型化和核心化的趋势发展。

表 1-2　中国平均家庭户规模及家庭户规模占比情况

人口普查年份	平均家庭户规模（人/户）	家庭户规模占比（%）					
		1 人户	2 人户	3 人户	4 人户	5 人户	6 人及以上户
1990	3.96	6.70	12.87	30.82	24.61	14.46	10.53
2000	3.46	8.30	17.04	29.95	22.97	13.62	8.11
2010	3.10	14.53	24.37	26.86	17.56	10.03	6.64
2020	2.62	25.39	29.68	20.99	13.17	6.17	4.59

数据来源：1990 年、2000 年、2010 年人口普查汇总资料和 2020 年第七次全国人口普查主要数据。

三　长期照护的全球共识

关于失能老年人长期照护，国内尚缺乏明确统一的定义，没有明晰的内

① 杜鹏、高云霞、谢立黎：《中国老年照护服务：概念框架与发展路径》，《老龄科学研究》2022 年第 9 期。
② 张丽萍、王广州：《中国家庭结构变化及存在问题研究》，《社会发展研究》2022 年第 9 卷第 2 期。

涵和外延，导致有关部门有关主体在不同语境下存在概念混用、内容混淆的情况。实际上，近年来国际社会已经形成长期照护的概念体系，并达成全球共识①。

（一）根植积极老龄观理念

"健康老龄化"（Healthy Aging）是长期照护概念框架的基础，被视为当前包括长期照护在内的所有老年服务的最终目标。在近三十年的理念和概念转型升级、推陈出新过程中，"健康老龄化"逐渐从不成熟的概念成为全球主要国家建立长期照护体系的价值基础②。

1990年，健康老龄化战略在哥本哈根世界老龄大会被首次提出，该战略主要分为三方面：一是在老年个体层面；二是基于老年群体；三是基于社会层面。不难发现，此时提出的"健康老龄化"定义较为宽泛，在可行性和可操作性方面尚需提高。这直接反映出当时对人口老龄化的认识不够深刻，观点和视角也尚未统一。

西方七国首脑会议在1997年首次将人口老龄化作为最主要的国际议题进行讨论，并提出了"积极老龄化"的政策主张，将其纳入经济社会发展的总体战略，这是国际社会倡导积极老龄观的开端。2002年世界卫生组织在第二次老龄问题世界大会上正式提出了"积极老龄化"（Active Aging）的概念，其基本含义是"尽可能增加健康、参与和保障机会的过程，以提高人们老年时的生活质量"。相较于健康老龄化，积极老龄化不仅包含了健康，还

---

① "全球共识"可见于联合国及重要国际组织的文献，有联合国的《维也纳老龄问题国际行动计划》（1982年，简称《维也纳行动计划》）、《联合国老年人原则》（1992年，简称《老年人原则》）、《第二次老龄问题世界大会政治宣言》（2002年，简称《马德里宣言》）和《马德里老龄问题国际行动计划》（2002年，简称《马德里行动计划》）；与"本职工作"相关，世界卫生组织（WHO）的相关文献最多，如《建立老年人长期照护政策的国际共识》（2000年，简称《国际共识》）、《关于老龄化与健康的全球报告》（2016年，简称《全球报告》）、《中国老龄化与健康国家评估报告》（2016年，简称《中国报告》），以上这些都是研究报告或评估报告。还有一些正式或准正式的工作文件，如《老龄化与健康的全球战略和行动计划》（2017年，简称《全球战略》）、《2020—2030年健康老龄化行动十年》（2020年，简称《行动十年》）和《世界卫生组织执行委员会第146届会议总干事报告》（2020年，简称《总干事报告》）。此外，还有国际劳工组织（ILO）的和世界银行（WB）的文献，前者有《照护工作和照护职业：作为体面工作的前景》（2018年，简称《劳工报告》）；后者有《中国老年照护的选择：建设一个高效、可持续的老年照护体系》（2018年，简称《世行报告》）。

② 唐钧、冯凌：《长期照护的全球共识和概念框架》，《社会政策研究》2021年第1期。

强调了参与和保障的重要性，这进一步凝聚了积极老龄观的全球共识，也与联合国推动可持续发展、包容性增长的价值理念更加契合。

世界卫生组织于 2016 年发表的《全球报告》和《中国报告》提出了"健康老龄化"2.0 版。与 1.0 版本相比，"健康老龄化"2.0 版更强调"功能发挥"的重要性，这一新理念具有革命性、创新性的意义①。在此基础上，世界卫生组织在 2019 年发布《行动十年》，提出了"健康老龄化"的定义和行动计划。"健康老龄化"是指"发展和维持使老年人保持健康的身体功能"，并通过多个层面和多个部门的协作，采取行动以预防疾病，促进健康，保持内在能力并发挥身体功能。这一概念和行动计划为全球和中国的老龄化发展提供了指导和借鉴。

世界卫生组织在不同阶段提出关于应对人口老龄化的不同主张，既体现了时代性，也有其必然性和规律性。其中最核心的是"尊重老年人"这一基本原则，这启示我国必须将国际共识与中国的具体国情、具体实践结合起来，推动建立以人为本的制度安排和有感可及的服务体系，保障老年人在生命周期的不同阶段拥有较高的生活质量。

（二）照护内涵外延的中外共识

老年照护是为了满足老年人的日常活动和慢性健康问题的需求而提供的一系列医疗和社会服务。根据国内学者多年研究，长期照护服务与老年照护服务这两个概念常常混用。值得注意的是，长期照护的对象不一定是老年人，而老年照护的对象只有老年人。老年照护的服务内容不仅包括日常生活照料和医疗护理，还包括专业性康复保健过程中的护理服务②。此外，老年照护提倡"自立支援"的思想，强调在充分发挥老年人的功能或自我照顾能力的基础上，为其提供适合其水平的照护方案，使其保持自主、自尊、独立

---

① 《全球报告》将健康老龄化定义为"为发展和维护老年健康生活所需的功能发挥的过程"，同时强调："健康的老龄化并不仅仅是指没有疾病。对大多数老年人来说，维持功能发挥是最为重要的。"显而易见，对"健康老龄化"的最新阐述，超越了泛泛而谈且操作不易的 1990 年版的健康老龄化定义，而且把以前提出的两个理念——健康老龄化和积极老龄化中的积极有效部分有机地整合到一起，并最终把关注的目光重点对准了更具可行性和可操作性的老年人的"功能发挥"。

② 陈卫民：《发达国家老年照护服务供给体制改革及其借鉴意义》，《南开学报》（哲学社会科学版）2002 年第 3 期。陈雪萍：《以社区为基础的老年人长期照护体系构建》，《医学与哲学》（人文社会医学版）2014 年第 9 期。

和享有质量生活①。

关于长期照护的外延，国内外各界已经做了较多的探讨②。比较一致的共识是根据老年人身体状况的不同，将失能老年人长期照护服务划分为预防性照护服务、补偿性照护服务和发展性照护服务三个层面。目前学界已经达成共识，长期照护服务的核心内容应至少包括生活护理服务、医疗康复服务、支持性服务和临终关怀服务四大部分③。生活护理服务包括日常生活护理、餐饮服务、交通服务等；医疗康复服务包括家庭病床、家庭医生、以疾病治疗和护理为主的社区康复和长期护理机构服务、康复服务；支持性服务包括家庭照顾者暂息服务、心理支援服务、适龄人生活环境改造等；临终关怀服务包括为生命最后阶段的长者提供精神慰藉等综合服务。

综合国内外不同定义，失能老年人长期照护服务是由国家、社会或者个人为失能半失能老年人提供的包含生活护理、医疗护理、康复服务、支持性服务以及临终关怀服务等的专业化服务，是养老服务体系的核心组成部分，这反映了对失能半失能老年人的多方面和全面的照护需求。

（三）国际组织的长期照护体系建设倡议

世界卫生组织在 2000 年举行了"倡导长期照护国际共识会议"，会上有参会者认为长期照护体系相关政策必须解决以下 9 个问题：（1）个人的和公共的价值观念；（2）私营部门和公立部门的作用和责任；（3）公众信息和教育；（4）正式和非正式照护的提供，包括向正式和非正式照顾者提供培训；（5）长期照护系统的基础设施，以提供社会服务和健康服务；（6）收入保障和筹措长期照护的资金；（7）当前和未来技术；（8）研究、数据收集和战略分析；（9）质量保证，并考虑接受照护者和提供照护者的满意度。

2016 年，世界卫生组织发布的《全球报告》提出了关于长期照护的两

---

① 杜鹏、高云霞、谢立黎：《中国老年照护服务：概念框架与发展路径》，《老龄科学研究》2022 年第 9 期。

② Min L., Huilan X., "Comparative Analysis of Long-term Care Quality for Older Adults in China and Western Countries", *Journal of International Medical Research*, 2020, 48（2）. Zeng Q., Wang Q., Zhang L., Xu X., "Comparison of the Measurement of Long-Term Care Costs between China and Other Countries: A Systematic Review of the Last Decade", *Healthcare*, 2020, 8, p. 117.

③ 刘晓梅：《我国社会养老服务面临的形势及路径选择》，《人口研究》2012 年第 5 期。

个"转变"：一是必须承认长期照护既是社会层面也是政治层面的公益事业，还要承认忽视这一挑战将付出巨大的社会和经济成本。二是必须重新定义长期照护，采取更加积极主动的行动方案。同年，世界卫生组织发布的《中国报告》也提出，从满足长期照护服务的需求、扩大全民享有卫生保健服务的覆盖率、加强扶贫取得的成果、重塑孝道、提高照护服务效率、提高照护质量和生活质量、改善对老年痴呆症患者的照护服务、改善临终关怀、设立老年照护专业以及创造就业机会等各方面考虑，中国都应该改善老年人长期照护系统。

2020年6月，世界卫生组织发布的《行动十年》强调："在21世纪，每个国家都需要建立长期照护系统，使能力大幅下降的老年人能够得到必要的照护和支持，以便能有尊严地生活并受到尊重。"2021年，世界卫生组织发布《在国家层面建立长期照护体系的政策框架》对中国建立失能老年人长期照护体系具有重要借鉴意义。框架涉及：建立完善的管理体系，保障资金的可持续性，建立信息、监测和评价体系，管理从业人员，提高标准化服务，加强创新与研究等内容。

（四）世卫组织的老年人综合照护策略

世界卫生组织关于衰老与健康的世界报告为健康和长期照护系统设定新方向。它呼吁这些系统着重优化老年人的内在能力，以保持和提高其功能发挥为目标。老年人综合照护（Integrated Care for Older People，ICOPE）的策略核心是个性化照护计划，为建立全人健康照护体系，帮助个体最大化其内在能力，通过社区层面的干预措施，管理老年人在认知、运动、营养、视力、听力和情绪等方面的能力下降，提高他们的生活质量和自主性。

2017年10月，世界卫生组织正式发布了《老年人综合护理：社区干预指南》，提供了基于最佳可用证据的关于如何预防、减缓或逆转老年人身体和心理能力下降的建议，以帮助在社区一级发展和开展以人为中心的老年人综合照护，体现了对优化内在能力和功能能力的关注，回应了健康老龄化的理念。

为将ICOPE的建议更好地运用于实践，2019年世界卫生组织发布了《老年人综合照护（ICOPE）：初级保健中以人为本的评估和路径指南》，该指南旨在支持社区机构中卫生和社会照护工作人员发现和管理内在能力丧失，并全面解决老年人的卫生和社会照护需求。ICOPE 建议基于以下方面照顾老年人：（1）对个人需求、偏好和目标的评估；（2）制订个性化照护计划；（3）协调服务，致力于保持内在能力和功能发挥的单一目标，并尽可能通过初级保健和社区为基础的照护来实现，其中个性化照护服务是 ICOPE 策略的核心。

2020 年，WHO 发布了《老年人综合护理实施框架》，为政策制定者和项目经理提供了具体的评估和测量服务和系统在社区层面提供综合护理能力的指导，提供了一个评分卡来帮助评估卫生和社会护理服务和系统在社区设置中提供综合护理的总体能力，并支持制订 ICOPE 实施行动计划。

2021 年，WHO 推出了数字应用程序 ICOPE 手册 App，帮助在社区和初级保健环境中实施 ICOPE，通过一个交互式的逐步方法来使用手册。

为了支持会员国实施 ICOPE，世界卫生组织开展一个分三个阶段的研究项目，即"ICOPE 实施试点项目"，包括准备阶段、计划阶段和开始阶段。从反馈结果来看，综合照护的做法更耗时、更复杂、更具挑战性，由此进一步放大了照护行业从业人员的短缺问题，确定了增加劳动力投入和培训的必要性，特别是对内在能力下降的筛查和评估。此外，在中等偏下的国家，额外培训对环境评估和管理以及制订个性化护理计划的重要性被强调，缺乏健康信息的数字整合阻碍了当地照护水平的提升，并鼓励将移动 ICOPE 手册应用程序和数据仪表板作为赋能工具。

四　建立长期照护体系的重要性

中国人口老龄化的程度日益加剧，失能半失能的老年人数量也随之增加，他们对长期照护的需求也越来越迫切。据有关数据估计，截至 2023 年年底中国 60 岁及以上失能人口规模达 4654 万人。然而，家庭规模的缩小、城市化进程的加快以及人口流动性的增加，都削弱了传统的家庭养老功能和家庭照护模式，导致失能老年人面临照护缺口和质量不高等问题。

长期照护服务体系应该是一个连续的、协调的、一体化的服务，覆盖从急性治疗期住院到康复期护理、稳定期长期生活照料和临终关怀的各个阶段，并确保老年人在医疗机构、康复或护理机构以及社区和居家养老服务之间的无缝对接。"医养结合"就是建立这样一个服务体系的重要策略，能够更好地满足老年人日益增长的多层次、多样化的养老服务需求。

目前，中国各级政府正在推动建立一个以"居家为基础、社区为依托、机构为补充、医养相结合"的特色养老服务体系。在这个体系之下，每一个因失能而需要医疗服务和长期照护服务的老年人都能够公平地享受优质且负担得起的服务，为他们带来幸福和安逸。同时，中国也在完善长期照护体系，通过分析国内外的长期照护体系及相关政策，并对国际上一些典型国家的长期照护体系进行比较，我们期望能够及时地总结自己的政策探索和经验教训，逐步构建起国家、市场、家庭和非营利组织为供给主体，居家社区机构照护服务协调发展的老年长期照护服务体系①。

第二节　长期照护体系总览*

一　国外长期照护体系

全球老龄化是人口老龄化、家庭结构变化、女性劳动力参与度增加、社会价值观的转变，以及经济发展和社会福利意识的增强等因素的共同作用结果。随着人们寿命的延长和生活水平的提高，老年人口比例不断增加，导致对长期照护的需求日益迫切。家庭结构的变化和女性在劳动市场的参与度上升，使得家庭难以独自承担照护责任，需要社会提供一系列的支持。同时，社会对老年人的关注程度提高，长期照护被视为社会责任的一部分。随着经济发展和财政实力的增强，国家能够承担更多的长期照护责任，并且人们对社会福利的意识也逐渐增强。根据联合国的最新预测，到 2050 年，全球 60 岁及以上的老年人口将超过 20 亿人。欧美等国家老龄化进程较早，在应对银发浪潮过程中，他们在长期照护服务体系的构建上已经积累了十分丰富的经验。同时，各种体系在筹资机制上的优点和缺点也逐渐体现。因此，为了

---

① 邢梓琳、杨立雄：《混合福利经济视角下的中国老年长期照护服务体系建构——基于德日韩三国实践经验比较》，《行政管理改革》2022 年第 5 期。

* 本节由杨一帆、王双双、张欢执笔。

满足不断增长的长期照护需求，各国政府和社会应共同努力，建立可持续、全面的长期照护体系。

本书在介绍国外长期照护体系时，主要以不同的筹资模式进行划分，详细介绍了 OECD 国家长期照护筹资模式的分类情况，通过对现有文献的查阅，我们发现，目前主要包括三种长期照护筹资模式：单制度全覆盖模式（universal coverage within a single programme）、混合模式（mixed system）和资产审查型社会安全网模式（means-tested safety-net schemes）（图 1-2）。

依据不同的筹资模式，本书将分别对不同国家的长期照护体系进行详细的介绍，以中国"五位一体"为蓝本，对全球几个具有代表性国家的长期照护体系从政策支撑体系、需求评估体系、服务供给体系、行业监管体系和综合保障体系这五个体系出发，比较各国在筹资、需求评估、人才供给、机构供给、行业监管等方面的差异性与共性。

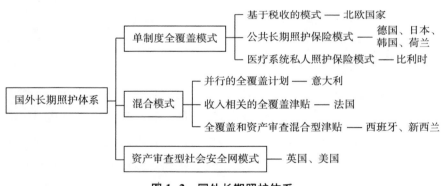

图 1-2　国外长期照护体系

二　中国长期照护体系

自 2000 年中国开始步入老龄化社会以来，老年人口规模日益增大、人口老龄化程度不断加深。截至 2023 年年底，全国 60 岁及以上老年人口达 2.97 亿人，占总人口的 21.1%；65 岁及以上老年人口达 2.17 亿人，占总人口的 15.4%。据测算，"十四五"时期，60 岁及以上老年人口总量将突破 3 亿人，2035 年左右将突破 4 亿人，在总人口的占比将超过 30%，中国将进入重度老龄化阶段。长寿不健康问题日益凸显，失能老年人规模将持续扩大，长期照护的刚性需求上升，这使得中国亟须完善和发展长期照护体系。

中国老年人口规模长期位居世界首位，老龄化形势日益严峻。同时，我国少子化、家庭结构小型化加剧，加上护理费用高昂，长期护理已成为很多家庭不能承受之重，从而引发一系列严重的社会问题。因此，中国自2013年起开始探索建立长期护理保险制度并构建与之配套的老年长期照护服务体系，截至2024年全国已有49个城市开展了长期护理保险的试点。

中国的长期照护体系是指针对失能半失能以及失智老年群体，由非正式和正式照顾者提供的日常生活照料、医疗护理和康复保健等一系列服务的总和。为了更好地应对人口老龄化，并结合党的二十大报告的各项相关指示，政府已把失能老年人长期照护问题提上国家重大政策议程。

总的来讲，中国的长期照护体系可以概括为"五位一体"总体布局，本书将重点从政策支撑体系、需求评估体系、服务供给体系、行业监管体系和综合保障体系对中国的长期照护体系进行介绍（图1-3），并对每个体系中包含的要素，以及各要素的现状、存在的问题都进行深入的分析，并提出相应的建议，以期更好地完善中国的长期照护体系，建立起应对老龄化的养老服务体系，让老人安心养老，为家庭减轻负担。

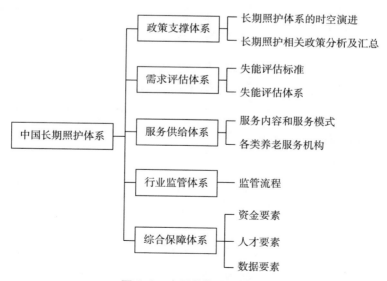

图1-3　中国长期照护体系

第三节 长期照护的文献计量分析[*]

长期照护（Long Term Care，LTC）是指在持续较长的一段时间内对丧失活动能力或从未达到某种程度活动能力的人提供的系列健康护理、个人照料和社会服务项目①。由桑特勒、纽恩的这一经典定义可知，长期照护绝不是简单意义上的家庭照料，对照料、康复和保健的功能整合需求注定长期照护是在特定的政治、经济、文化和社会背景下由多个部门协同建构的制度性安排②。因此，学界对长期照护的研究不仅是对照料技术本身的改进和突破，还有对福利国家、政党政治、政策创制和政社关系等多方面的系统关注。为全景式展现中外长期护理研究的脉络与热点领域，利用科学计量软件对中国知网（CNKI）和 Web of Science 两大权威文献数据库中的核心文献进行可视化分析与比较。

一 数据收集与方法介绍

本书的数据来源包含中文和英文两部分。中文部分采用中国知网（CNKI）中的核心文献（CSSCI、CSCD），数据较为权威，具有较高可信度，能够较好地反映中文研究的全貌。考虑到中文语境下关于长期照护的翻译在不同时期各有不同，结合 Long Term Care 的经典定义，在数据库中设置高级检索的条件为：主题＝"长期照护＋老年长期护理＋老年长期照护＋长期照顾＋长期照料＋长期护理"，共计检索获得文献 1034 篇，一次初筛剔除文献中"专题介绍""会议通知""专栏导语""行业动态"等无关数据，获得核心文献 1237 篇，二次筛选结合文献内容剔除与长期照护研究相关性较低的文献，最终获得中国核心文献 1135 篇（检索时间为 2023 年 12 月 31 日）。英文部分选取 Web of Science 数据库中的 SCI 和 SSCI 核心数据

※ 本章由杨一帆、王双双、潘君豪执笔。

① ［美］桑特勒、［美］纽恩：《卫生经济学——理论案例与产业研究》，程晓明译，北京大学医学出版社 2006 年版。

② 林艳、党俊武等：《为什么要在中国构建长期照护服务体系?》，《人口与发展》2009 年第 4 期。尹尚菁、杜鹏：《老年人长期照护需求现状及趋势研究》，《人口学刊》2012 年第 2 期。

集，以"Long Term Care""Long-term Care"为主题词进行检索，共计获得文献 13728 篇，通过手动剔除会议论文（proceedings paper）、会议摘要（meeting abstract）、社论材料（editorial material）等内容，文献数量精练为127619 篇，通过机器学习和人工监督等方式经过去除重复记录、文献信息不完整以及内容不相关的文献后，最终获得核心文献 107156 篇（检索时间为 2023 年 12 月 31 日）。

对比 Ucinet、SPSS 和 Bibexcel 等知识图谱绘制软件，笔者认为美国德雷塞尔（Drexel）大学陈超美教授及其团队开发的 Citespace 软件在文献聚类、关键词共现和中心度计算等方面上具有显著优势[1]。因此，使用 Citespace 6.1.6 版本对核心文献数据进行分层梳理，设定时间切片（time slicinng）参数为 1，网络裁剪项设定为最优推荐寻径路径（path finder）和修剪合并网络（pruning the merged network）[2]，绘制可视化知识图谱。

二　发文规模与演进特点

发文量能够直观反映长期照护领域研究的发展态势，从柱形的峰谷拐点可以发现研究热点的变化，对于分析预测长期照护领域的研究演进趋势具有重要意义[3]。根据 CSSCI、CSCD 和 SCI、SSCI 收录的中英文核心文献发表年份分别绘制图 1-4 和图 1-5。对比两图可以发现：中文长期照护研究的重要文献始于 1998 年，而长期照护领域英文重要文献的发表时间最早在 1954 年，英文相关重要研究起步要远远早于国内，且在总量和年度发表论文数量上都要高于中文文献；中文研究自 2010 年开始呈现出快速上升的趋势，尤其是 2016 年之后发文量处于相持的高位态势，这与将近4000 万名失能老年人的照护问题进入中国政府的政策议程紧密相关。英文研究在 1954—1984 年的发文数量整体较少，自 20 世纪 90 年代开始发文量

---

[1]　杨思洛、韩瑞珍：《国外知识图谱绘制的方法与工具分析》，《图书情报知识》2012 年第 6 期。胡泽文、孙建军、武夷山：《国内知识图谱应用研究综述》，《图书情报工作》2013 年第 3 期。

[2]　Chen C.，"A Glimpse of the First Eight Months of the COVID-19 Literature on Microsoft Academic Graph"，*Front Res Metr Anal*，2020，5.

[3]　邱均平、沈恝谌、宋艳辉：《近十年国内外计量经济学研究进展与趋势——基于 Citespace 的可视化对比研究》，《现代情报》2019 年第 2 期。

逐渐增多，因为德国、日本和韩国分别于 1995 年、2000 年和 2008 年在国家制度层面建立并实施了长期照护保险制度。到 21 世纪 10 年代之后重要文献数量开始进入急剧增长的攀峰阶段，这与全球老龄化程度持续加深有着紧密关系。

图 1-4 和图 1-5 在某些关键节点具有相似性。中英文研究发文量在 2021 年都达到了有史以来的顶峰状态，分别为 112 篇和 10275 篇，同时在 2022 年后都出现了小幅下降。结合文献内容进行分析，可以发现二者相似性背后的原因并不一致。英文文献数量的攀峰状态受到 COVID-19 大流行的重要影响，在全球疫情暴发和蔓延期间，长期照护的实践面临巨大的挑战，对于研究而言是宝贵的机遇，大量关于确保长期照护连续性的新模式①、新技术②和新政策③研究不断涌现，极大地填补了突发公共卫生危机状态下全球长期照护的系统研究。中文文献数量的攀峰状态则较大程度上受到政府政策创制和重大热点民生需求导向的影响。2016 年 7 月，中国人力资源社会保障部印发《关于开展长期护理保险制度试点的指导意见》，确定广州、上海和宁波等 15 个城市率先开展长期护理保险制度试点，政

---

① Laxton C. E. , Nace D. A. , Nazir A. , "AMDA-The Society for Post-Acute and Long-Term Care Medicine. Solving the COVID-19 Crisis in Post-Acute and Long-Term Care", *J Am Med Dir Assoc*, 2020, 21 (7) pp. 885-887. Gaur S. , Pandya N. , Dumyati G. , Nace D. A. , Pandya K. , Jump R. L. P. , "A Structured Tool for Communication and Care Planning in the Era of the COVID-19 Pandemic", *J Am Med Dir Assoc*, 2020, 21 (7) pp. 943-947. Seifert A. , Batsis J. A. , Smith A. C. , "Telemedicine in Long-Term Care Facilities During and Beyond COVID-19: Challenges Caused by the Digital Divide", *Front Public Health*, 2020, 8.

② Chu C. H. , Ronquillo C. , Khan S. , Hung L. , Boscart V. , "Technology Recommendations to Support Person-Centered Care in Long-Term Care Homes during the COVID-19 Pandemic and Beyond", *J Aging Soc Policy*, 2021, 33 (4-5) pp. 539-554. Schroyer D. , "Media Effects on Individual Worldview and Wellness for Long-Term Care Residents Amid the COVID-19 Virus", *Gerontologist*, 2021, 61 (1) pp. 8-12. Schuster A. M. , "Cotten SR COVID-19's Influence on Information and Communication Technologies in Long-Term Care: Results From a Web-Based Survey With Long-Term Care Administrators", *JMIR Aging*, 2022, 5 (1).

③ Chu C. H. , Wang J. , Fukui C. , Staudacher S. , A. Wachholz P. , Wu B. , "The Impact of COVID-19 on Social Isolation in Long-term Care Homes: Perspectives of Policies and Strategies from Six Countries", *J Aging Soc Policy*, 2021, 33 (4-5) pp. 459-473. Béland D. , Marier P. , "COVID-19 and Long-Term Care Policy for Older People in Canada", *J Aging Soc Policy*, 2020, 32 (4-5), 358-364. McGilton K. S. , Krassikova A. , Wills A. , et al. , "Nurse Practitioners Navigating the Consequences of Directives, Policies, and Recommendations Related to the COVID-19 Pandemic in Long-Term Care Homes", *J Appl Gerontol*, 2022, 41 (11) pp. 2296-2306.

策实践推动了大量学者扎根现实试点的跟踪研究。2020 年 9 月 10 日，中国国家医保局、财政局印发《关于扩大长期护理保险制度试点的指导意见》，将长期护理保险制度试点城市进一步扩大到 49 个，对与长期护理保险制度相关的筹资机制①、定价机制②、待遇给付③和政策效果评估④等方面进行了深入的总结与思考。

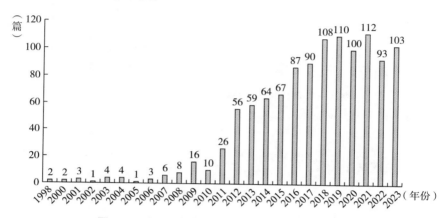

图 1-4　中文长期照护研究领域核心文献量统计

图片来源：根据中国知网（CNKI）数据，笔者自绘。

①　汤薇、虞幸然、粟芳：《中国长期护理保险的筹资调整机制及缴费负担》，《保险研究》2022 年第 11 期。张良文、付思佳、王逸凡等：《基于 SD 模型的我国长期护理保险筹资优化方案设计》，《中国卫生政策研究》2022 年第 10 期。陈凯、赵娜、焦阳：《职工长期护理保险筹资责任分担动态调整机制研究——以青岛市为例》，《运筹与管理》2022 年第 3 期。周文静、张慧：《我国长期护理保险 15 个试点城市筹资水平与满足需求情况分析》，《医学与社会》2022 年第 1 期。

②　李云龙、王晓军：《夫妻联合长期护理保险的定价模型与应用》，《保险研究》2021 年第 2 期。仇春涓、关惠琳、钱林义等：《长期护理保险的定价研究——基于 XGboost 算法及 BP 组合神经网络模型》，《保险研究》2020 年第 12 期。张琳、汤薇：《基于非齐次 Markov 模型的长期护理保险定价研究》，《保险研究》2020 年第 7 期。

③　孟佳娃、胡静波：《长期护理保险待遇给付问题研究》，《人民论坛》2022 年第 7 期。陈鹤、赵姗姗：《长期护理保险财务可持续性——基于微观仿真方法和保险报销数据的评估研究》，《保险研究》2021 年第 10 期。韩丽、胡玲：《长期护理保险待遇给付的现实困境及优化路径研究》，《卫生经济研究》2020 年第 37 卷第 7 期。

④　陈鹤、赵姗姗、崔斌：《长期护理保险试点财务赤字风险的评估研究——基于第一批 15 个试点方案的分析》，《中国卫生政策研究》2021 年第 14 卷第 12 期。蔡伟贤、吕函枰、沈小源：《长期护理保险、居民照护选择与代际支持——基于长护险首批试点城市的政策评估》，《经济学动态》2021 年第 10 期。于新亮、黄俊铭、康琢、于文广：《老年照护保障与女性劳动参与——基于中国农村长期护理保险试点的政策效果评估》，《中国农村经济》2021 年第 11 期。

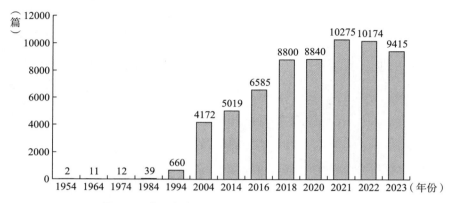

图1-5 英文长期照护研究领域核心文献量统计

图片来源：根据 Web of Science 数据，笔者自绘。

三 关键文献梳理

对长期照护领域关键中文文献进行梳理，引用频次最高的是《中国失能老年人构成及长期护理需求分析》，该文综合失能老年人相关的各类调查数据，系统地呈现出了中国失能老年人的总量和结构特征，更重要的是从"制度建构""保障对象""资金筹集""风险控制"和"实施步骤"五个层面细化了长期护理保险制度的建设内容，相关设想与中国正在进行长护险政策试点内容具有相当程度的吻合性①。引用频次第二的文献是《德国长期护理保险：制度设计、经济影响与启示》，德国的长期护理保险制度是日本和韩国长期护理保险建制的学习对象，其在"融资""受益条款""成本控制""质量保证"等方面的普遍性经验和异质性制度设计对中国正在进行的政策试点具有重要意义②。引用频次第三的是《基于"持续照顾"理念的养老模式和养老设施规划》，杨建军等分析了机构养老、社区养老和居家养老三种模式，基于老年人自理能力整合出了长期照护系统应包含的养老设施体系，并对该体系的（机构的养老院、老年护理院，社区的托老所、日间护理中心、老年居所和居家的上门照护等）空间设

---

① 景跃军、李元：《中国失能老年人构成及长期护理需求分析》，《人口学刊》2014年第2期。
② 郝君富、李心愉：《德国长期护理保险：制度设计、经济影响与启示》，《人口学刊》2014年第2期。

计和功能配套进行了梳理和建议①。《老年人长期照护需求现状及趋势研究》创新性地将失智老年人和失能老年人共同纳入长期照护需求分析中来，为后续研究和政策制定提供了新的参考②。《中国长期照护的政策选择》重点分析了中国长期照护领域缺服务、缺钱、缺人力和缺制度的突出问题并对其成因展开分析，提出了中国长期照护在定位、目标、资源筹措和结构优化上的政策选择③。

对长期照护领域关键英文文献进行梳理，引用频率最高的是 *Epidemiology of Covid-19 in a Long-Term Care Facility in King County*，*Washington*，该文完整地呈现出疫情期间华盛顿州金县的长期照护机构中出现确诊病例后对其采取的追踪调查、检疫隔离和感染预防等全流程措施，为长期护理机构预防和控制 COVID-19 病毒传播提出了实战样板④。Kimball 团队同样在 2020 年华盛顿州金县的长期护理机构中开展了跟踪调查，发现当时针对阳性病患的防疫隔离措施远远不够，面对人群中至少一半未被发现的无症状感染者，长期护理相关机构除了要严格执行限制访客外，还要在更广泛的策略进行预防传播，比如专业的防护装备、更大范围的核酸检测等⑤。无独有偶，Carman等学者在 2000 年发表在权威期刊 *Lancet*（柳叶刀）上的被引量第三的论文也是关于长期护理机构应对流感的，该文实施了一项随机对照实验验证了在长期护理机构工作的卫生保健人员接种疫苗能够显著降低机构内老年人的流感致死率⑥。

引用量第四的重要文献同样发表在权威期刊 *Lancet*（柳叶刀），该研究

① 杨建军、汤婧婕、汤燕：《基于"持续照顾"理念的养老模式和养老设施规划》，《城市规划》2012 年第 5 期。

② 尹尚菁、杜鹏：《老年人长期照护需求现状及趋势研究》，《人口学刊》2012 年第 2 期。

③ 杨团：《中国长期照护的政策选择》，《中国社会科学》，2016 年第 11 期。

④ McMichael TM，Currie DW，Clark S，et al.，"Epidemiology of COVID-19 in a Long-Term Care Facility in King County，Washington"，*N Engl J Med.* 2020；382（21）：2005-2011.

⑤ Kimball A.，Hatfield K. M.，Arons M.，et al.，"Asymptomatic and Presymptomatic SARS-CoV-2 Infections in Residents of a Long-Term Care Skilled Nursing Facility-King County，Washington，March 2020"，*MMWR Morb Mortal Wkly Rep*，2020，69（13），pp. 377-381.

⑥ Carman W. F.，Elder A. G.，Wallace L. A.，et al.，"Effects of Influenza Vaccination of Healthcare Workers on Mortality of Elderly People in Long-term Care：A Randomised Controlled Trial"，*Lancet*，2000，355（9198），pp. 93-97.

通过视频录像来找到长期护理机构内引发老年人摔倒的证据，使用广义线性模型、重复测量 Logit 模型和泊松回归来观察老年人因各种原因而摔倒的比例是否存在差异。研究发现，不正确的身体重心转移是摔倒的最常见原因，占比高达41%（227 例中的93 例），其次是绊倒（48，21%）、碰撞（25，11%）、失去支撑（25，11%）和突然倒下（24，11%），滑倒只占摔倒比例的3%。摔倒比例最高的三项活动是向前走（227 次跌倒中有54次，24%），安静站立（29，13%）和坐下（28，12%），上述发现能够为长期护理实践中的平衡评估和跌倒预防提供有益参考①。引用量第五的论文与引文量第三的文献在研究设计和探索上具有继承性，都有力地证明了长期护理机构内的照护人员接种流感疫苗能够降低老年患者死亡率的假设②。

四 研究主题与特点

通过对中英文重要文献的词频分析可以发现，中文文献的关键词中"长期照护""长期护理""医养结合""养老服务"等概念都涉及 Long Term Care 的内容，反映中国学界关于"长期照护"的研究在早期存在概念混淆、混用等现象。"老年人""失能老人""老龄化"等关键词则直观反映了中国建立长期照护体系面临的人口老龄化和失能化的紧迫现状。结合图 1-6 关键词聚类"#6 德国"和表 1-3 高频关键词"日本"，说明这两个国家的制度体系和政策实践是中国长期照护领域的重要研究对象。英文文献同样出现了"Nursing home resident""Older adult""dementia"等与"老年人""失能老人"等长期照护对象相关的文献高频关键词，英文文献关键词还有对"Health""Prevalence""Quality of life""Mortality"等长期照护目标与结果的呈现。

---

① Robinovitch S. N., Feldman F., Yang Y., et al., "Video Capture of the Circumstances of Falls in Elderly People Residing in Long-term Care: An Observational Study", *Lancet*, 2013, 381 (9860), pp. 47-54.

② Potter J., Stott D. J., Roberts M. A., et al., "Influenza Vaccination of Health Care Workers in Long-term-care Hospitals Reduces the Mortality of Elderly Patients", *The Journal of Infectious Diseases*, 1997 Jan, 175 (1), pp. 1-6.

表 1-3 前 10 的中英文关键词频次表

序号	中文关键词	起始年份	频次	英文关键词	起始年份	频次
1	长期照护	2008	128	Long-time care	1990	1874
2	长期护理	2003	75	Health	1991	614
3	老年人	2007	72	Nursing home resident	1991	553
4	失能老人	2012	67	Older adult	2000	512
5	老龄化	2005	50	Prevalence	1991	507
6	医养结合	2013	22	dementia	1995	471
7	养老服务	2014	21	Quality of life	1995	452
8	影响因素	2013	21	Risk factor	1992	448
9	日本	2007	14	Mortality	1992	448
10	社会保险	2011	14	Management	1994	393

关键词聚类可以展现长期照护领域的热点研究主题。如图 1-6 所示，可得出中文文献中长期照护研究关注度最高的 10 个聚类：#0 长期护理、#1 长期照护、#2 老年人、#3 失能老人、#4 医养结合、#5 老龄化、#6 德国、#7 社会保险、#8 影响因素、#9 筹资机制、#10 长期照顾。长期照护领域研究聚类单元之间联系程度不一，整体联系较为紧密。其中，"医养结合"这个聚类处于各聚类的中心，且与其他聚类都有或多或少的交叉联系，反映出"医养结合"领域研究较为广泛、囊括的内容较多。在中国长期护理保险制度试点政策研究中，"筹资机制"这个聚类相较"待遇给付""经办管理""风险防控"等话题脱颖而出，说明"筹资机制"是中国长期护理保险制度的核心和关键所在。

从图 1-7 的英文文献关键突变词强度来看，"护理院"（nursing home）是突变词强度最高的，发生周期为 1990—2003 年，是长期照护研究的重要空间载体。"院内感染"（nosocomial infection）次之，发生时间为 1991—2001 年，反映出长期照护领域的英文研究普遍比较重视专业化的"医"和"护"功能。自 2020 年以来，"孤独感"（loneliness）、"social isolation"（社会疏离）和"COVID-19"等关键词集中涌现，成为当下英文长期照护领域研究的前沿和热门。

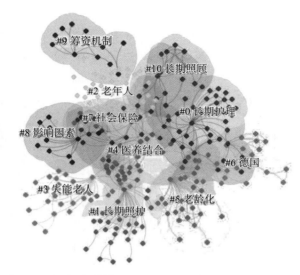

图1-6　长期照护领域中文核心文献关键词聚类分析图谱

Keywords	Year	Strength	Begin	End	1980–2023
nursing home	1990	28.2	1990	2003	
nosocomial infection	1991	14.83	1991	2001	
nursing home patient	1992	13.45	1992	1999	
infection	1990	13.19	1992	2005	
home care	1991	8.67	1994	2002	
functional status	1996	8.59	1996	2007	
elderly patient	1992	12.4	1997	2012	
trial	1992	10.77	1999	2011	
disease	1993	9.04	2001	2011	
management	1994	8.88	2001	2005	
surveillance	1996	10.72	2010	2015	
long term care	1991	8.81	2012	2014	
frailty	2017	9.63	2019	2023	
loneliness	2020	11.02	2020	2023	
social isolation	2020	9.84	2020	2023	
covid 19	2021	14.59	2021	2023	

图1-7　英文文献关键词突变图谱

五　总结

根据长期照护领域的中文文献研究特征，可以将其划分为四个阶段进行综述：第一阶段，对失能老年人的规模和结构进行了分析和预测，引出了长期照护研究的现实需求。这一阶段，同步有学者开始引入不同国家和地区长期护理保险的制度设计①，并从筹资渠道、保障人群和商业保险开发等方面初步探讨了在我国建立长护险制度的可行性②。第二阶段，随着人口老龄化进程的加快和居民疾病谱的转变，针对长护险制度需求的各类研究涌现，比如使用马尔科夫模型和实地调研等方法测算人口需求③，揭示城乡之间不同群体需求的差异性。第三阶段，集中关注我国两批试点城市长护险制度的运行现状，针对典型试点以及多个试点的比较检视了现有政策试验的成效④。第四阶段，使用试点多年来积累的数据，通过案例分析、PMC 指数模型和BP 网络等大数据算法精准评估了试点的运行现状，为长护险制度定价机制的设计、基金的可持续性运行提供了科学依据⑤。

根据长期照护领域的英文文献研究特征，可以将其划分为 10 个大类进行综述：文献数量占比最多的是"老年学"（Gerontology）类别，围绕"更好的老年"的目标思考长期照护应该涉及的具体方向⑥，从理念、实践等方面展开与其他学科类别的交叉分析。占比第二的是"老年病学"（Geriatrics Gerontology）类别，研究涉及具体病种的长期照护措施，比如癌症⑦、骨折⑧、

① 何林广、陈滔：《德国强制性长期护理保险概述及启示》，《软科学》2006 年第 5 期。戴卫东、石才恩：《韩国老年长期护理政策新动向》，《中国卫生事业管理》2008 年第 1 期。
② 王岩梅、石磊：《我国实行长期护理保险的可行性分析》，《中华护理杂志》2007 年第 10 期。戴卫东、董丛文：《商业护理保险在中国的前景分析——兼论中国未来老年生活护理制度模式》，《学术交流》2007 年第 4 期。
③ 彭荣：《基于马尔科夫模型的老年人口护理需求分析》，《统计与信息论坛》2009 年第 24 卷第 3 期。孙正成：《需求视角下的老年长期护理保险研究——基于浙江省 17 个县市的调查》，《中国软科学》2013 年第 11 期。
④ 李月娥、明庭兴：《长期护理保险筹资机制：实践、困境与对策——基于 15 个试点城市政策的分析》，《金融理论与实践》2020 年第 2 期。郭健美、寇霞、张翠萍：《长护险制度"山东模式"的实践及经验分析》，《医学与社会》2021 年第 34 卷第 4 期。
⑤ 仇春涓、关惠琳、钱林义：《长期护理保险的定价研究——基于 XGboost 算法及 BP 组合神经网络模型》，《保险研究》2020 年第 12 期。郑伟、姚奕、刘子宁：《长护险制度的评估框架及应用：基于三个案例的分析》，《保险研究》2020 年第 10 期。张文静、张丽、姚俊：《长护险制度政策评价：基于 PMC 指数模型》，《中国卫生事业管理》2021 年第 2 期。
⑥ Laporte A., Siddiqi A., "Rethinking Long-Term Care", *Healthc Pap*, 2021, 20 (1), pp. 4-7.
⑦ Korc-Grodzicki B., Wallace J. A., Rodin M. B., Bernacki R. E., "Cancer in Long-term Care", *Clin Geriatr Med*, 2011, 27 (2), pp. 301-327.
⑧ Wall M., Lohfeld L., Giangregorio L., et al., "Fracture Risk Assessment in Long-term Care: A Survey of Long-term Care Physicians", *BMC Geriatr*, 2013, 13, p. 109.

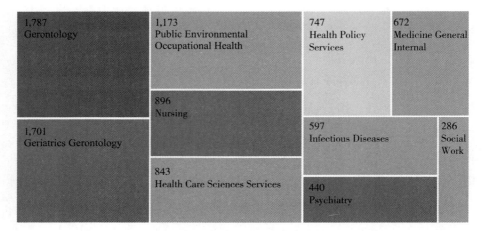

图1-8 英文文献关键词突变图谱

来源：Web of Science.

糖尿病①等疾病。占比第三的是"公共环境与职业健康"（Public Environ-
mental Occupational Health）类别，研究领域包括的是长期照护环境卫生与
照护者、被照护者的健康，比如家庭环境的长期护理、护理院环境的长期
护理，以及环境中的肺结核、艾滋病、粪便污水等。占比第四的是"护理"
（Nursing）类别，主要涉及长期照护环境下护理技术、护理人员管理与支
持②、护理计划制订与改进和护理伦理③等方面的研究。占比第五的是"医
疗保健科学与服务"（Health Care Sciences Services）类别，该领域较多地从
长期照护体系④、保险服务、费用预测和各类标准规范等中观层面展开研究。
占比第六的是"卫生政策和服务"（Health Policy Services）类别，内容包括
各地的长期照护相关的政策总结、评估与改进策略研究⑤。占比第七的是

① Hager K. K., Loprinzi P., Stone D., "Implementing Diabetes Care Guidelines in Long Term
Care", *J Am Med Dir Assoc*, 2013, 14 (11).

② Marek K. D., Popejoy L., Petroski G., Rantz M., "Nurse Care Coordination in Community-
based Long-term Care", *J Nurs Scholarsh*, 2006, 38 (1), pp.80–86.

③ Hogstel M. O., Curry L. C., Walker C. A., Burns P. G., "Ethics Committees in Long-term Care
Facilities", *Geriatr Nurs*, 2004, 25 (6), pp.364–369.

④ Konetzka R. T., Luo Y., "Explaining Lapse in Long-term Care Insurance Markets", *Health
Econ*, 2011, 20 (10), pp.1169–1183.

⑤ Coe N. B., Skira M. M., Van Houtven C. H., "Long-term Care Insurance: Does Experience
Matter?" *J Health Econ*, 2015, 40, pp.122–131.

"普通内科"（Medicine General Internal）类别，涉及急症护理与康复①、医院护理②和慢性病等需要普通内科治疗与长期护理有效衔接的研究。占比第八的是"传染病"（Infectious Diseases）类别，主要针对各类病毒和传染性疾病在长期护理环境下传播与预防等相关问题。占比第九的是"精神病学"（Psychiatry）类别，包含在长期照护环境下对精神疾病患者的护理和干预③以及预防或减缓因入住长期照护机构而罹患精神疾病④的相关研究。占比第十的是"社会工作"（Social Work）类别，聚焦社会利益相关者参与长期照护等角度来观察其成效及潜在风险⑤。

①　Pohl, J., Heintze, C., & Herrmann, W. J., "Patients' and GPs' Duties and Responsibilities in Long-term Care After Myocardial Infarction: A Qualitative Study of Patients' Perspectives", *Family practice, Advance online publication*, 2022.

②　Cs, Higgins, "Pathways to Long-term Geriatric Hospital Care", *The New Zealand Medical Journal*, 98 (1985), p. 646.

③　V, L., Jagannathan, A., Angothu, H., & Reddy, S., "Need-based Rehabilitation Program for Women with Mental Illness under Long-term Admission in a Tertiary Care Hospital: A Feasibility Study", *The International journal of social psychiatry*, 2022.

④　Górski, M., Garbicz, J., et al., "Depressive Disorders among Long-term Care Residents in the Face of Isolation Due to COVID-19 Pandemic", *Psychiatria polska*, 2022, 56 (1), pp. 101–114.

⑤　Roland, D., Forder, J., & Jones, K., "What Is Out There and What Can We Learn? International Evidence on Funding and Delivery of Long-Term Care", *Social Policy and Society*, 2022, 21 (2), pp. 261–274.

第二章　实践篇:

中国长期照护体系的探索与发展

第一节　中国长期照护体系的建设思路*

党的二十大报告提出,实施积极应对人口老龄化国家战略,发展养老事业和养老产业,优化孤寡老人服务,推动实现全体老年人享有基本养老服务。由此,构建面向庞大失能老年人群体的长期照护体系既是题中之义和重要任务,更是应对新时代人口老龄化新形势和新特点的重大民生所盼所望。为了更好地解决失能老年人的长期照护问题,应把这一问题提上国家重大政策议程,设置独立的社会政策规划,建立涵盖政策支撑体系、需求评估体系、服务供给体系、行业监管体系、综合保障体系的"五位一体"中国式失能老年人长期照护体系。这个体系是纵向叠加的多层次与横向并立的多支柱相互搭配、有机结合的立体结构。其关键是回答"照护谁、谁照护、在哪里照护、照护什么、谁监管和谁出钱"等核心问题,满足失能老年人的差异化需求。

综合来看(图2-1),第一支柱基本养老服务由政府主责兜底保障,优先满足困难、孤寡、重度失能等特殊老年人群体①。资金来源包括养老服务补贴、高龄补贴、残疾人护理补贴、特困供养人员补助、计划生育特殊家庭扶助金等财政投入的各类补贴。第二支柱社会照护服务由政府主导社会多方

---

* 本节由杨一帆、王双双、魏小凡执笔。
① 胡宏伟、蒋浩琛:《我国基本养老服务的概念阐析与政策意涵》,《社会政策研究》2021 年第 4 期。

28

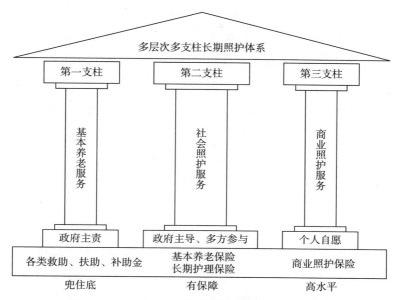

图2-1　多层次多支柱长期照护体系政策基础工程

参与，面向社会大众，资金来源以基本养老保险和长期护理保险为主，辅以慈善公益等。由机构、社区、家庭等主体，整合照护资源，贯彻持续照护理念，为失能老年人提供"一站式"持续照护服务[①]。第三支柱商业照护服务强调个人自愿、市场运作，主要依靠商业照护保险以及商业保险定点服务机构，提供失能老年人个性化的更高水平的长期照护服务。下文将从五个体系出发，仔细介绍政府可以如何完善中国式"五位一体"总体布局。

第二节　长期照护政策支撑体系[*]

一　长期照护的时空演进

（一）时间维度

1. 政策萌芽阶段：长期照护发展的初步探索时期（1949—1981年）

中华人民共和国成立初期，政府主要致力于解决人民群众的生活保障问

---

① 中华人民共和国国家发展和改革委员会：《加快健全失能老人照护服务体系》，2021年12月17日，https://www.ndrc.gov.cn/wsdwhfz/202112/t20211217_1308292.html，2022年11月26日。

* 本节由杨一帆、王双双、张欢执笔。

题，这一阶段老年人主要依靠家庭照护。1950 年中央人民政府委员会发布的《中华人民共和国婚姻法》中明确了子女对父母具有赡养义务。1956 年和 1960 年出台的《高级农业生产合作社示范章程》和《1956 年到 1967 年全国农业发展纲要》提出了对农村"五保户"①的供养制度，无家庭保障老人的生活照护由农村合作社来提供，这些政策为家庭照护奠定了基础。1958 年《关于人民公社若干问题的决议》中提出要办好敬老院，为无子无女无依靠的老年人提供一个较好的生活场所，进一步解决老人的照料问题。据民政部门的统计，截至 1959 年，民政部门管理的福利院共收养 6 万余孤老②；截至 1998 年，全国乡镇敬老院有 3.8 万个，收养五保老人 62 万余人，全国已有 70%的乡镇建立了敬老院③，这一时期为了收养和照护孤寡老年人，不仅敬老院的数量大量增加，敬老院收养的孤寡老年人数量也在大幅增长。"文化大革命"时期，随着民政部门被撤销，农村五保工作基本处于停滞的状态，集体保障失去了经济基础，照护主体又转向家庭。

这一阶段长期照护政策还处于萌芽阶段，虽然还未明确提及老年人长期照护的相关内容，但为后来长期照护政策的发展奠定了基础。这一时期主要有以下特点：一是相关政策侧重在农村五保老年人的供养与照护。农村的养老问题比城镇更为严峻，因此政策重心在于解决农村五保老年人的供养，这些五保老年人也主要依靠政府提供救助与经济支持。二是老年人的照护主体主要是家庭和政府。有子女的老年人主要是依靠家庭照护，没有家庭保障的老年人主要由农村合作社还有敬老院等组织提供照护。三是政府的服务对象局限，政府以照护丧失了家庭保障的老年人为主，但并未覆盖到生活不能自理的老年人，政府的责任定位是作为家庭保障的补充或补缺④。四是服务形式和内容较为局限。除了以现金救助为主要形式，对于由农村合作社或者敬老院供养的老年人，主要提供生活照料服务，关于老年人在享受医疗卫生、文化娱乐、精神慰藉等服务方面均还未纳入相关政策，另外，这一时期几乎

---

① 五保：保吃、保穿、保医、保住、保葬。
② 林嘉：《社会保障法的理念、实践与创新》，中国人民大学出版社 2002 年版。
③ 周志凯：《论我国农村老年人社会福利事业》，《社会主义研究》2005 年第 3 期。
④ 朱震宇：《中国长期照护服务政策演变与发展逻辑》，《中国卫生政策研究》2019 年第 12 卷第 10 期。

没有涉及失能老年人的护理服务，服务内容较为单一。

2. 政策发展阶段：长期照护发展的深入探索与转型时期（1982—2005 年）

20 世纪 80 年代，随着市场经济体制的改革和计划生育政策的实施，中国的家庭结构一直朝着小型化和核心化的方向发展，中国开始逐步进入老龄化社会，以社区为依托发展养老服务逐渐达成共识①。1982 年 3 月，国务院批准成立了"老龄问题世界大会中国委员会"，开创了中国老龄工作的新时期，初步形成了从中央到地方的老龄工作网络②。1983 年民政部酝酿城市社会福利事业改革，提出社会福利社会化的发展思路，推动国家和社会力量相结合来举办福利机构以及社区大力推行福利性为老服务。同年，中国老龄问题全国委员会颁布的《关于老龄工作情况与今后活动计划要点》中提及开设老年人医院、老年人家庭病床以及日间公寓，解决日间无人照顾老人的困难。1994 年的《农村五保供养工作条例》主要针对农村老年人和残疾人，为其提供生活照顾和物质帮助。同年，民政部等制定《中国老龄工作七年发展纲要（1994—2000）》，提及大力发展社区服务业，帮助高龄老年人和残疾老年人解决生活照料和医疗帮助问题；另外，该纲要还提出在农村，以家庭养老为基础，与社区扶持相结合，切实保障孤寡老年人的五保待遇。1996 年《中华人民共和国老年人权益保障法》颁布，明确规定城市和农村无劳动能力、无生活来源、无赡养人和扶养人，或者其赡养人或扶养人确无赡养能力或抚养能力的，由当地人民政府或农村集体经济组织给予救济和供养，其他老年人主要依靠家庭养老，除了经济供养、生活照料和精神慰藉之外，还包括老年人的特殊需要，发展社区服务，逐步建立适应老年人需要的生活服务、文化体育活动、疾病护理与康复等服务设施和网点。

中国 65 岁及以上老年人从 1982 年的 0.42 亿人增长到 2000 年的 0.87 亿人，18 年的时间 65 岁及以上老年人增加了 0.45 亿人③。这一阶段，老年人

---

①　杨团：《中国长期照护的政策选择》，《中国社会科学》2016 年第 11 期。

②　朱震宇：《中国长期照护服务政策演变与发展逻辑》，《中国卫生政策研究》2019 年第 12 卷第 10 期。

③　中华人民共和国民政部政策研究中心：《社会福利社会化：迎接老年人社会福利需求变化的挑战》，2008 年 1 月 9 日，http://zyzx.mca.gov.cn/article/yjcg/sqjs/200801/20080100009639.shtml，2023 年 2 月 13 日。

口呈现快速增长的趋势，老龄化问题不断凸显，老年人的需求也更加多元化和个性化，这促使中国开始探索适合国情的老年服务政策。在长期照护服务方面，政策词汇尚明确，相比之前的政策而言，这一时期不仅注重对无家庭保障老年人的生活照料，也开始关注老年人对医疗服务、精神慰藉以及其他方面的需求，有关政策也对老年人居家照护、医疗服务、文化娱乐方面有所规定。这一时期的政策主要有以下特点：一是家庭照护与社会照护相结合，但此时家庭照护仍然是主要形式，社会照护只起到辅助作用。由于家庭照护有限以及老龄化程度不断加深，中国开始探索社会化的照护服务模式，为之后多元化的供给主体模式奠定了基础；二是城乡社区照护发展差距较大，政策重心侧重在城镇，农村地区仍然停留在救助性质的五保供养阶段①。三是照护服务内容不断丰富。随着人民经济水平的提升，这一时期的政策开始逐渐关注老年人的医疗卫生、精神慰藉服务、文化体育活动、疾病护理与康复等需求，这也符合马斯洛需求层次理论。四是照护服务对象增加了高龄老年人和残疾人群体，这一时期对于老年照护的政策探索更加深入和细致，但是政策没有针对高龄失能、失智老人做出长期照护的详细规定。

3. 政策提升阶段：长期照护的规范化发展时期（2006—2012 年）

2000 年，我国 65 岁及以上人口比重达到 7.0%，中国开始步入老龄化社会②，人口老龄化速度加快，需要照料的失能半失能老年人数量剧增③。2006 年《关于加快发展养老服务业的意见》中首次明确养老服务业包括提供护理服务，长期照护服务首次引起社会关注④。2011 年国务院办公厅印发的《关于印发社会养老服务体系建设规划（2011—2015 年）》中提出加强

---

① 朱震宇：《中国长期照护服务政策演变与发展逻辑》，《中国卫生政策研究》2019 年第 12 卷第 10 期。

② 国家统计局：《中国开始步入老龄化社会》，2019 年 8 月 22 日，http://www.ce.cn/xwzx/gn-sz/gdxw/201908/22/t20190822_32985939.shtml，2023 年 1 月 4 日。

③ 中华人民共和国民政部：《国务院办公厅关于印发社会养老服务体系建设规划（2011—2015 年）的通知》，2011 年 12 月 27 日，https://www.mca.gov.cn/article/gk/ghjh/201112/20111215248420.shtml，2023 年 2 月 13 日。

④ 朱震宇：《中国长期照护服务政策演变与发展逻辑》，《中国卫生政策研究》2019 年第 12 卷第 10 期。

社会养老服务体系建设是解决失能半失能老年人群体养老问题的当务之急，其中老年养护机构主要为失能半失能的老年人提供专门服务，重点实现生活照料①、康复护理②以及紧急救援③服务，还鼓励在老年养护机构中内设医疗机构。同年《中国护理事业发展规划纲要（2011—2015 年）》中提出要探索建立长期护理服务体系，在"十二五"期间逐步建立和完善"以机构为支撑、居家为基础、社区为依托"的长期护理服务体系，提高对长期卧床的重度失能老年人、老年慢性病患者等人群提供长期护理和康复等服务的能力；还提出要在全国选择 10 个城市开展长期护理服务模式试点项目。

2012 年国务院发布的《关于印发"十二五"期间深化医药卫生体制改革规划暨实施方案的通知》中提出要积极发展商业健康保险，积极引导商业保险机构开发长期护理保险。同年修订的《中华人民共和国老年人权益保障法》中提出国家应逐步开展长期护理保障工作，保障老年人的护理需求，还鼓励为老年人提供保健、护理、临终关怀等服务，有条件的医疗机构可开展巡回医疗、护理、康复、免费体检等服务。

这一时期为长期照护的快速发展以及长期照护体系的完善提供了现实基础与良好环境。主要有以下特点：一是开始重视失能半失能老年人群体。这一阶段由于失能老年人的增多，各个政策中"长期护理""康复护理""长期护理保险"等相关字眼体现了对这部分人群的关注。二是长期护理体系得以初步探索。随着长期照护服务进入大众视野，国家便提出要探索建立长期护理服务体系以及开展长期护理服务试点，这是长期照护发展的重要阶段，对长期照护体系的完善也起到了举足轻重的作用。三是国家引导社会多方参与，家庭照护弱化。国家鼓励社会力量广泛参与养老服务，对于失能半失能人群，老年养护机构能够提供更加专业的照护，家庭照护逐渐弱化。四是对失能半失能老年人照护政策具体措施还不够完善。虽然在这一时期，政策开

---

①　生活照料方面包括：设施应符合无障碍建设要求，配置必要的附属功能用房，满足老年人的穿衣、吃饭、如厕、洗澡、室内外活动等日常生活需求。

②　康复护理方面包括：具备开展康复、护理和应急处置工作的设施条件，并配备相应的康复器材，帮助老年人在一定程度上恢复生理功能或减缓部分生理功能的衰退。

③　紧急救援方面包括：具备为老年人提供突发性疾病和其他紧急情况的应急处置救援服务能力，使老年人能够得到及时有效的救援。鼓励在老年养护机构中内设医疗机构。

始不断关注失能老年人，但对失能半失能老年人的照护政策仅停留在规划与部署阶段，缺乏具体可落地、可执行的政策①。

4. 完善体系阶段：长期照护的快速发展时期（2013 年至今）

2013 年至今，长期照护的相关政策不断涌现，相关机构整合多方资源，加强了对家庭照护的支持，也弥补了其不足之处，政策效果逐渐显现。2013年出台的《关于加快发展养老服务业的若干意见》和《关于促进健康服务业发展的若干意见》都提出要推进医疗卫生与养老服务相结合，积极发展健康保险，鼓励商业保险公司发展长期护理商业险以及鼓励老年人积极投保长期照护保险等。2014 年《关于开展养老服务业综合改革试点工作的通知》提出要探索长期护理保障制度，保障特殊困难老年人的基本生活。2014 年发布的《关于印发深化医药卫生体制改革 2014 年重点工作任务的通知》《关于加快发展现代保险服务业的若干意见》《关于加快发展商业健康保险的若干意见》都提出要丰富商业健康保险，加快发展多种形式的长期护理保险，《关于加快发展商业健康保险的若干意见》还提到要开展长期护理保险制度试点。这些政策为 2016 年开展长期护理保险制度试点奠定了基础。《全国医疗卫生服务体系规划纲要（2015—2020 年）》和《"健康中国 2030"规划纲要》同样提出要不断健全治疗—康复—长期护理服务链，不断推动居家老年人长期照护服务发展，加强长期护理等医疗机构的建设，为经济困难的老龄和失能老年人建立更完善的补贴制度，从而建立起多层次长期护理保障制度。《关于推进医疗卫生与养老服务相结合指导意见的通知》和《城乡社区服务体系建设规划（2016—2020 年）》提出要探索建立多层次长期照护保障体系，后者特别提出要探索并推进残疾人、失能老年人家庭照顾、社区照料、机构照护相互衔接的长期照护体系。《关于推进医疗卫生与养老服务相结合指导意见的通知》和《关于印发医养结合重点任务分工方案的通知》均提及要进一步开发包括长期商业护理保险在内的多种老年护理保险产品，鼓励有条件的地方探索建立长期护理保险制度，鼓励老年人投保长期护理保险产品，探索建立从居家、社区到专业机构等比较健全的专

---

① 朱震宇：《中国长期照护服务政策演变与发展逻辑》，《中国卫生政策研究》2019 年第 12 卷第 10 期。

业照护服务提供体系。

2016 年《关于开展长期护理保险制度试点的指导意见》提出要通过 15 个城市来试点建立长期护理保险。《民政事业发展的第十三个五年规划》提及探索建立长期照护保障体系，探索建立一个居家、社区、专业机构融合发展的专业养老照护服务体系和失能人群长期照护体系。2017 年《关于印发"十三五"国家老龄事业发展和养老体系建设规划的通知》提出开展长期护理保险试点的地区要统筹施策，做好长期护理保险与各类福利性补贴项目①的整合衔接；它与《关于印发"十三五"健康老龄化规划的通知》均鼓励商业保险公司开发符合老年人需求的长期护理保险产品和服务，更加注重老年人多样化的需求，以满足老年人多样化、多层次、多方面长期护理保障要求。

2019 年《关于推进养老服务发展的意见》与 2013 年《关于加快发展养老服务业的若干意见》相比，养老服务体系建设方面增加了"医养结合"的内容，明确指出完善居家、社区、机构与医养结合相衔接的专业化长期照护服务体系，并强调完善失能老年人的评估标准、相关福利和照护补贴制度以及长期护理保险等。《关于进一步扩大养老服务供给促进养老服务消费的实施意见》聚焦失能半失能老年人对长期照护服务的刚性需求，要求重点扶持和发展服务失能和半失能老年人的养老机构以及满足基本养老服务需求，不断提高养老机构对失能半失能老年人的照护能力；还提出可扩大长期护理保险制度试点，鼓励发展商业长期护理保险产品，建立完善多层次保障体系，满足失能半失能老年人多元化照护需求，加强长期护理保险制度与长期照护服务体系有机衔接。2020 年医保局和财政部发布了《关于扩大长期护理保险制度试点的指导意见》，提出要扩大长期护理保险制度试点，进一步健全社会保障体系。2021 年，医保局发布《长期护理失能等级评估标准（试行）》，这是我国首个统一的长期护理失能等级评估标准，为享受长护险待遇的人群划定了统一、明确的准入标准，这标志着我国长期护理保险制度不断夯实，长期护理保险制度的建设迈出了关键一步。2022 年 1 月印发的

---

① 如重度残疾人护理补贴、经济困难失能老年人护理补贴等福利性护理补贴等。

《长期护理保险失能等级评估操作指南》首次建立了涵盖日常生活能力、认知能力、感知觉与沟通能力等方面的综合评估指标体系，让长护险"保障谁"更加清晰，"保什么"更加精准。

2021年年底中共中央、国务院发布的《关于加强新时代老龄工作的意见》指出要积极发展家庭养老床位和护理型养老床位，方便照护失能老年人，以加强失能老年人长期照护服务和保障，完善从专业机构到社区、家庭的长期照护服务模式；以及要完善现有试点，积极探索建立适合我国国情的长期护理保险制度。《关于印发"十四五"全民医疗保障规划的通知》和《关于印发"十四五"国家老龄事业发展和养老服务体系规划的通知》都提出要重点解决失能老年人的照护需求，构建长期护理保险制度政策框架，协同促进长期照护服务体系建设。2022年国家卫生健康委发布的《全国护理事业发展规划（2021—2025年）》提出要因地制宜合理增加提供老年护理服务的机构，鼓励有条件的医疗机构有效扩大老年护理、康复护理、居家护理等服务供给，增加从事老年医疗护理服务的人员数量，发展老年护理员职业队伍，更好地适应老龄社会需求；对接失能老年人迫切需求，加快发展居家医疗护理服务和长期照护。2023年国家医保局、财政部印发的《长期护理保险失能等级评估管理办法（试行）》提出对开展评估的机构实行定点管理；对实施评估的人员明确基本条件；对评估使用的标准做出统一规定；对评估遵照的流程予以规范明确以及明确了其他评估情形和监督管理等方面要求。

这一时期主要有以下特点：一是重视完善长期照护体系。相关政策提出要探索专业的照护体系，这一体系下需要整合居家、社区、机构以及资源并且相互之间要做好衔接。另外，这一时期对长期照护也提出了更高的要求，需要抓准老年人需求，探索多样化和多层次的长期照护模式。二是社会力量不断壮大，国家弱化[1]。国家支持社会力量的发展，不少照护机构的发展势头良好，长期商业护理保险以及其他商业养老产品也得以大力发展。三是长期护理保险从2016年开始试点，相关政策已经开始落实对失能半失能老年

---

[1]　朱震宇：《中国长期照护服务政策演变与发展逻辑》，《中国卫生政策研究》2019年第12卷第10期。

人的关注，这增强了照护机构提供医疗护理服务的能力，还有效撬动了老年护理等相关产业。四是统一了失能人员的评估标准，以更好地保障失能人员公平、公正地享受长期护理保险待遇，为失能老年人提供更精准和更规范的长期护理服务，稳步推进长期护理保险制度试点。五是由于失能半失能老年人队伍庞大，照护人员十分短缺，政策开始重视扩大失能人员长期照护队伍，以更好地适应老龄化社会发展。

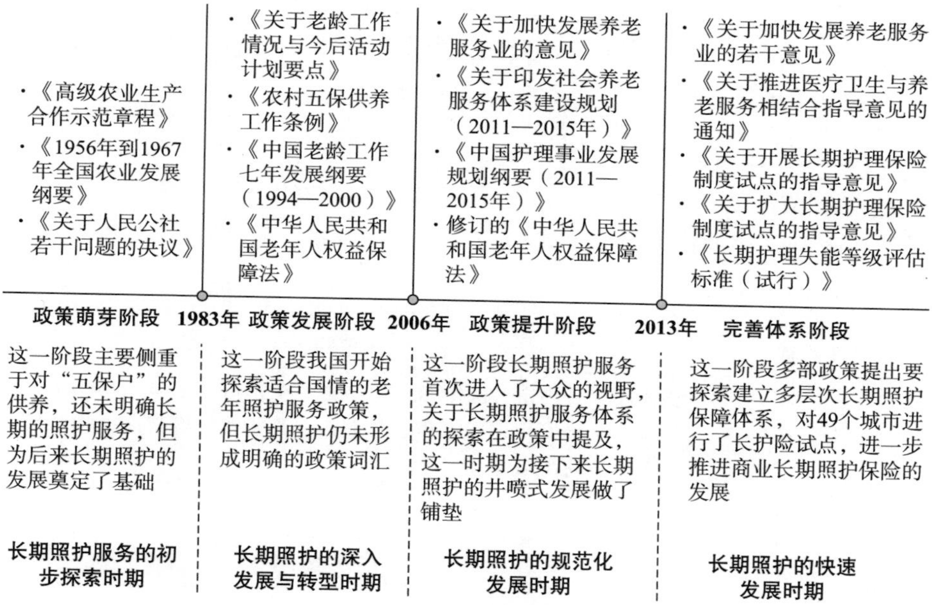

· 《高级农业生产合作示范章程》 · 《1956年到1967年全国农业发展纲要》 · 《关于人民公社若干问题的决议》	· 《关于老龄工作情况与今后活动计划要点》 · 《农村五保供养工作条例》 · 《中国老龄工作七年发展纲要（1994—2000）》 · 《中华人民共和国老年人权益保障法》	· 《关于加快发展养老服务业的意见》 · 《关于印发社会养老服务体系建设规划（2011—2015年）》 · 《中国护理事业发展规划纲要（2011—2015年）》 · 修订的《中华人民共和国老年人权益保障法》	· 《关于加快发展养老服务业的若干意见》 · 《关于推进医疗卫生与养老服务相结合指导意见的通知》 · 《关于开展长期护理保险制度试点的指导意见》 · 《关于扩大长期护理保险制度试点的指导意见》 · 《长期护理失能等级评估标准（试行）》
政策萌芽阶段	**1983年** 政策发展阶段	**2006年** 政策提升阶段	**2013年** 完善体系阶段
这一阶段主要侧重于对"五保户"的供养，还未明确长期的照护服务，但为后来长期照护的发展奠定了基础	这一阶段我国开始探索适合国情的老年照护服务政策，但长期照护仍未形成明确的政策词汇	这一阶段长期照护服务首次进入了大众的视野，关于长期照护服务体系的探索在政策中提及，这一时期为接下来长期照护的井喷式发展做了铺垫	这一阶段多部政策提出要探索建立多层次长期照护保障体系，对49个城市进行了长护险试点，进一步推进商业长期照护保险的发展
长期照护服务的初步探索时期	**长期照护的深入发展与转型时期**	**长期照护的规范化发展时期**	**长期照护的快速发展时期**

图 2-2 中国长期照护的政策历程示意

（二）空间维度

2021年12月，国务院印发《"十四五"国家老龄事业发展和养老服务体系规划》，围绕推动老龄事业和产业协同发展、推动养老服务体系高质量发展，明确了"十四五"时期的总体要求、主要目标和工作任务。该文件9次提到"长期护理保险"，着重强调"稳步建立长期护理保险制度，构建长期护理保险制度政策框架，协同促进长期照护服务体系建设"。可见稳步推进长期护理保险制度，对进一步完善我国长期照护体系至关重要。

从长期照护发展的空间维度来看，主要是从中央向地方扩散，2016年人力资源社会保障部办公厅发布的《关于开展长期护理保险制度试点的指导意见》是关键节点，该文件确定在承德等 15 个城市和吉林、山东 2 个重点联系省份开展试点。从试点城市的空间维度来看，大多城市位于东部沿海和东北地区，中西部试点地区较少，西北仅有石河子市参与试点（见表 2-1）。

表 2-1 2016 年我国第一批长护险试点城市

省市	试点城市
河北省	承德市
吉林省	长春市、吉林市、通化市、松原市、梅河口市、珲春市
黑龙江省	齐齐哈尔市
上海市	上海市
江苏省	苏州市、南通市
浙江省	宁波市
安徽省	安庆市
江西省	上饶市
山东省	济南市、青岛市、淄博市、枣庄市、东营市、烟台市、潍坊市、济宁市、泰安市、威海市、日照市、临沂市、德州市、聊城市、滨州市、菏泽市
湖北省	荆门市
广东省	广州市
重庆市	重庆市
四川省	成都市
新疆生产建设兵团	石河子市

　　我国在第一批长期护理保险试点取得成功经验的基础上，又开展了第二批试点。2020 年 9 月 16 日，国家医保局、财政部发布《关于扩大长期护理保险制度试点的指导意见》，在保留原有试点的基础上拟新增 14 个试点城市（见表 2-2）。第二批试点城市主要集中在内陆地区，至此，全国除宁夏、青海、西藏、海南外，其他各省市及新疆生产建设兵团均将有城市进行长期护理的保险制度试点。试点以来，我国稳步推进长期护理保险试点工作，明确了两批共 49 个试点城市，各试点地区在长期护理保险制

度框架、政策标准、运行机制、管理办法等方面进行了有益探索①，这对老年人护理保障问题在制度创新上得到更深度推进。根据国家医疗保障局公布的数据，我国长期护理保险的覆盖人数从 2018 年 12 月的 6360 万人，增长到 2022 年 3 月的 14500 万人，享受该待遇的人数也从 26 万人增长到 172 万人，有效保障了老年人的长期护理需求，破解了"机构不能医、医院不能养、家庭无力护"的困局。

表 2-2　2020 年我国第二批长护险试点城市

省份	试点城市
北京市	石景山区
天津市	天津市
山西省	晋城市
内蒙古自治区	呼和浩特市
辽宁省	盘锦市
福建省	福州市
河南省	开封市
湖南省	湘潭市
广西壮族自治区	南宁市
贵州省	黔西南布依族苗族自治州
云南省	昆明市
陕西省	汉中市
甘肃省	甘南藏族自治州
新疆维吾尔自治区	乌鲁木齐市

二　长期照护相关政策分析

长期照护又称"长期护理""长期介护""长期照顾"等，最早由美

---

① 中华人民共和国政府：《医保局 财政部关于扩大长期护理保险制度试点的指导意见》，2020 年 9 月 10 日，https://www.gov.cn/gongbao/content/2020/content_5570107.htm，2023 年 8 月 28 日。

国医疗救助福利部（DHEW）于 1963 年提出[①]。就理论而言，长期照护的对象是需要长期照护的所有人；但是多年实践表明，长期照护的对象主要是老年人。本书以"长期照护""长期护理"为检索词，在国务院及相关部委网站中进行题名及内容检索，检索出中央层面的长期照护相关政策文件共 113 篇（检索时间截至 2023 年 12 月 31 日）。运用 Excel 和 KHcoder 软件对 1983 年至今中央发布的长期照护相关政策文本进行梳理，借助 Excel 软件首先对政策文本的发文时间、发文主体和政策类型进行统计分析；其次通过 KHcoder 软件对政策文本进行词频分析和共词分析，挖掘政策文本内容特征。

（一）各年份发文量

统计 1983—2023 年各年份的发文量（见图 2-3），发现发文量总体呈现增长的趋势，2013 年后，有关"长期照护"和"长期护理"的政策文件大量增长，其中 2021 年高达 16 篇。

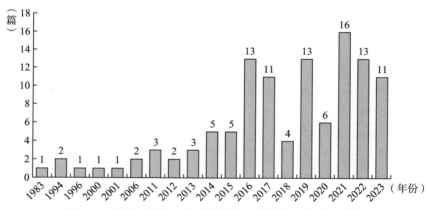

图 2-3　1983—2023 年与长期照护有关的发文量变化趋势

（二）政策文件文本分析

与"长期照护""长期护理"相关的政策文件共 113 份，剔除掉关联度较低的文件 12 份，最终对 91 份文件进行分析。

通过对政策文本进行分析可以得出政策的高频词汇，表 2-3 为词频 50

---

① 周维、孙靖凯、汪晓凡等：《我国老年人长期照护政策的问题分析及政策选择》，《卫生经济研究》2021 年第 38 卷第 5 期。

以上的关键词，由词频结果可见，"服务""护理""保险""医疗""机构"等词出现的频率较高，频率均在300以上；"养老""老年人""社会"这些词出现的频率在200以上；"老年""制度""健康""保障""卫生""管理""试点""体系""社区""政策""机制""工作"这些词出现的频率在100以上；"照护""康复""需求""标准"等词出现的频率在50以上。

以高频词为基础，对文本内容进行关键词共现分析可以发现，"服务""护理""机构""保险""医疗""卫生""养老"等关键词共现度最高；其次是"国家""医保局""财政部""民政部""保监会"等关键词；其他关键词共现度较低（见图2-4）。

表2-3　长期照护政策文件高频词汇

高频词	词频	高频词	词频	高频词	词频
服务	750	试点	120	残疾人	80
护理	500	体系	119	能力	79
保险	390	社区	114	国家	75
医疗	355	政策	109	商业	72
机构	347	机制	103	标准	72
养老	298	工作	101	条件	71
老年人	246	医院	96	培训	68
社会	214	照护	96	设施	67
老年	184	建设	95	补贴	61
制度	182	发展	94	水平	59
健康	168	家庭	85	患者	58
保障	139	康复	85	居家	57
卫生	139	人员	83	长期	57
管理	136	需求	82	资源	55

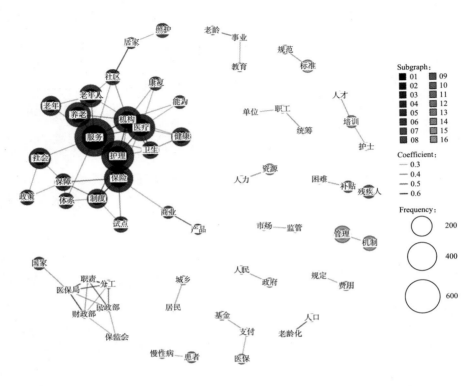

图 2-4   长期照护政策文本关键词共现网

三   长期照护政策支撑案例

案例一：宁波市长护险覆盖全体居民

（一）基本情况

2017 年 12 月，宁波在海曙、江北、鄞州、镇海、北仑五区试点长护险。截至 2021 年 8 月，共有千余名重度失能人员享受每人每月 1200 元的护理保险费，年龄最大 106 岁，最小 25 岁，80—90 岁占比超 50%。2022 年 8 月，宁波出台《深化长期护理保险制度试点指导意见》，构建可复制、可迭代、可持续的长期护理保险制度体系。自 2023 年 1 月 1 日起，近 800 万名宁波医保参保人全部纳入长护险保障范围，实现区域、人群全覆盖。

宁波市依托"甬有长护"数字平台，建立申请、服务、支付、监管的全流程闭环管理。通过定点机构向重度失能人员提供护理服务，并推动养老护理产业规范发展。2022 年 8 月长护险政策扩面后，宁波市医保参保人经医疗机构或康复机构诊疗，失能状态持续 6 个月以上，或因年老失能，经评估符合重度失能标准的，无论机构护理还是居家护理，都能享受长护险待遇。入住机构护理的失能人员按床日定额支付，居家护理的失能人员享受上门护理服务。

（二）具体做法

1. 参保对象及保障范围：试点地区基本医保参保人员同步参加长护险，主要保障重度失能人员。

2. 筹资标准：按照每人每年 90—120 元的标准定额筹资。在职职工个人和用人单位同比例分担，退休人员由个人和医保统筹基金分担。个人缴费部分可从职工基本医保个人账户中代扣代缴。单位缴费部分从职工医保费中划转，不增加单位负担。灵活就业人员参照职工比例执行。城乡居民医保参保人员长护险费由个人和财政分担，医疗救助对象个人缴费部分可按规定补助。

3. 服务方式：宁波市开展长期护理的形式分为养老机构护理（院护）和医疗机构护理（专护）两种。有调查结果显示，宁波市养老机构的服务方式主要采用入住疗休养形式（89.69%），少数医疗机构（12.37%）提供上门服务，部分提供日间托养和委托第三方服务（15.46%）。

4. 待遇标准：符合规定的居家护理服务费用基金支付比例为 80%，机构护理服务费用基金支付比例为 70%。

（三）经验借鉴

宁波市长护险的实施为养老护理行业提供了宝贵的经验，其主要做法和成果对其他地区具有重要借鉴意义。以下是宁波市在长期护理保险试点中的几点经验：

1. 政策创新与完善：宁波市通过政策创新，逐步完善长护险制度，从试点到全面覆盖，形成了一套可复制、可迭代、可持续的制度体系。其他地区在推进长护险时，可以借鉴宁波的制度设计和实施路径，特别是在保障范围、筹资标准、服务方式和待遇标准等方面的系统化设计。

2. 数字平台支撑：宁波市依托"甬有长护"数字平台，实现了申请、服务、支付、监管的全流程闭环管理，提升了服务效率和透明度。其他地区可以参考这种数字化管理模式，通过信息化手段提升长护险的管理和服务水平。

3. 多方参与与协作：宁波市在实施长护险过程中，充分调动了政府、机构和社会力量的积极性，形成多方协作机制。这种合作模式值得学习，推动政府部门、医疗机构、养老机构和社会组织共同参与，形成合力，共同推进长护险的发展。

宁波市通过政策创新、数字化管理和多方参与协作，成功构建了一个覆盖全面、管理高效、服务优质的长护险体系。其经验表明，实施长护险不仅可以为重度失能人员提供经济支持和护理服务，保障其基本生活权益，还可以促进护理服务行业的发展，增加就业机会，减轻家庭负担。其他地区在推进长护险制度时，可以充分借鉴宁波市的做法和经验，结合当地实际情况，逐步完善长护险制度，提升老年人生活质量，构建更加人性化和健康的社会环境。

案例二：晋城市发布长护险三项地方标准

（一）基本情况

2020年9月，晋城市被确定为国家第二批长期护理保险制度试点城市，承担着重要的探索任务。随着社会经济的发展，人口预期寿命延长，晋城市65岁及以上人口达30.52万人，占比13.9%，高于全国13.5%的平均水平，正迈入深度老龄化社会。因高龄失能的老人增多，家庭照料压力加大，长期护理保险制度的试点工作意义重大。

（二）具体做法

晋城市结合国家指导意见和地方实际情况，制定了《长期护理保险护理服务规范》《长期护理保险定点护理机构等级评定》和《长期护理保险护理员技能星级评定》三项地方标准。这些标准的制定和实施，确保了护理服务的规范化、标准化，有效提升了服务质量。《长期护理保险护理服务规范》中规范了长护险中基本生活照料服务、医疗照料护理、预防康复护理、膳食营养干预服务和情感陪护服务5大类70小项的护理服务内容和要求，并明确了机构资质、服务管理和护理人员的职责，以及服务监督、评价与改进的相关要求。《长期护理保险定点护理机构等级评定》中对长护险定点护理机构的硬件设施、行政管理、服务提供和评价等项目，制订了总分600分的等级评定打分表，并详细规定了评定原则、人员、程序和方法。《长期护理保险护理员技能星级评定》中从基础条件和技能要求两方面，将长护险护理员划分为五个星级，星级越高，技能水平越高，可从事的护理服务项目越多，并规定了星级评定的组织、评级和定级内容。

（三）经验借鉴

党的二十大报告指出，要建立长期护理保险制度。晋城市作为国家试点城市，通过发布三项地方标准，勇敢探索实践，创新标准理念，取得了积极成效。晋城市的探索和实践证明，地方政府在推进长期护理保险制度过程中，必须注重标准化建设，确保制度实施的科学性和可操作性。

案例三：福州市对长护险建章立制并精准施策

（一）基本情况

国家医保局和财政部联合发布《关于扩大长期护理保险制度试点的指导意见》，新增 14 个试点城市，福州位列其中。福州市 60 岁及以上老年人口达 120 多万人，约占全市户籍人口的 19%，因此制定长护险政策十分迫切。福州市委、市政府及市人大常委会对此高度重视，进行了多次调研并召开专题询问会，提出结合实际开展长护险工作。

（二）具体做法

福州市长护险试点制定了"139"制度框架："1"是让失能人员生活更美好；"3"是建立支付能力体系、护理水平体系和服务质量体系；"9"是每个体系下的 3 个机制，包括参保评估、资金筹集、待遇支付、护理规范、人员提升、机构成长、便民服务、运行协调和监督管理机制。依据这个框架，市医保局详细制定了评估标准、待遇标准、护理内容和服务规范等近 30个文件。

2021 年 3 月 26 日，福州市发布《长期护理保险实施细则》，规定失能状态持续 6 个月以上的参保职工，经评估符合长护险待遇的，按 1800 元/月/人标准执行。其中，机构护理按标准的 75%（1350 元/月/人）支付，居家护理按照标准的 85%（1530 元/月/人）支付。福州市医保局还推行"线上申请、医护人员评估、全城通办、专业护理"等措施，确保长护险顺利实施。

（三）经验借鉴

福州市首创以国家卫健委老年人能力评估标准为主的长护险评估标准，

组织公立医院医护人员参与评估和培训，避免不公平。开发了长护险管理服务信息系统，通过市医保局微信公众号申请，系统随机抽选评估人员，上门评估后可跨区域选择护理服务。建立了护理服务体系，在医护学院设立护理人员培训基地，免费培训护理人员，建立以医保牵头、财政补助、人社指导为主的护理人才培养机制。

截至 2022 年 9 月，福州市 179 万名职工医保参保人全部纳入长护险保障范围，共有 2652 名失能人员享受长护险待遇。福建医保局对福州的长护险试点情况进行了调查，结果显示"总体较为满意"。综合满意度在 80% 以上的有缴费方式和缴费水平；综合满意度 85% 以上的有待遇标准和失能评估流程；综合满意度在 90% 以上的有居家护理和机构护理服务水平。

第三节　长期照护需求评估体系[*]

长期照护需求评估体系是我国"五位一体"长期照护体系的重点，也是建立长护险待遇享受和基金支付的重要依据。长期照护需求评估机制是养老基本公共服务和长护险共同的"守门人"，通过评估，可以实现照护服务和长期失能人员照护需求的合理匹配，促进服务资源的公平有效配置。长护险失能等级评估标准是长护险待遇享受和基金支付的重要依据，是长期照护制度体系的重要组成部分。

失能评定标准包括自理能力和疾病轻重两个维度。一是自理能力维度，涉及日常生活活动能力、工具性日常生活活动能力、认知能力三个方面，对应权重分别为 65%、10%、25%。二是疾病轻重维度，涉及每种疾病分成症状（局部症状、全身症状）、体征、辅助检查、并发症四个方面，对应的权重分别为 30%、30%、30%、10%。

一　长期照护的评估标准和保障范围

（一）失能评估标准逐步统一

试点初期，国家尚未出台统一标准的失能评估办法，多地采用《日常生

＊　本节由杨一帆、王双双、魏小凡执笔。

活活动能力评定量表》（Barthel 指数评定量表）或自行制定评估标准作为统一的评估标准。尽管不同标准对失能人员的分级存在差异，但是保障的对象均以重度失能三级、二级、一级为主。

自 2016 年长护险制度试点开展以来，各试点地区积极探索，借鉴国际经验，因地制宜、积极探索，均采用较为权威的评价量表并进行本地化修改作为失能评估的标准。但根据各地的实践结果来看，长护险在各地试点以来形成了地方失能等级评估标准，造成失能评估工作本土化和碎片化。因此，为了更好地保障失能人员的权利，推动评估数据共享，2021 年 7 月 16 日国家医保局、民政部联合发布了《长期护理失能等级评估标准（试行）》（医保办发〔2021〕37 号），提出逐步统一各地失能老年人的长护险评估标准。各试点地区要加强对长期护理失能等级评估标准的实施应用。《国家医保局财政部关于扩大长期护理保险制度试点的指导意见》（医保发〔2020〕37 号）明确的 14 个新增试点城市参照执行该评估标准，原有试点城市参照完善地方标准，原则上自该文件印发之日起两年内统一到该评估标准上来。同时指出，试点地区各级医保部门和民政部门要建立协作机制，加强协调配合，探索建立评估结果跨部门互认机制等。此后，各地的失能评估标准逐步统一。综合上述几代评估工具，可以清晰归纳出长期照护评估的发展轨迹。在最初阶段，人们主要关注躯体健康状况，后来逐渐纳入针对精神与认知健康、社会健康的评估指标，形成了多层次的失能评估体系。

在第一批试点城市中，前期自行制定评估标准的城市上海、青岛、苏州和南通暂时还未统一使用国家标准，广州市 2021 年 9 月起使用国家统一标准，其余在前期使用《日常生活活动能力评定量表》的部分试点城市逐渐将量表替换为国家统一评估标准。92% 的第二批试点城市在试点初期就在使用国家统一失能评估标准。

2017 年，青岛市首次将 60 岁及以上重度及中度失智老人纳入保障范围，上海市拟定的失能评定量表将老年人评估等级分为 0—6 级，保障范围为 2—6 级。广州市将失能评估等级为长护 1—3 级的人员纳入长期护理保障范围。长春市、青岛市不仅保障重度失能人群，对重度失智人群也纳入保障范围，其中长春市是将重度失能人、癌症晚期舒缓疗护患者〔卡氏评分低于（含等于）50 分］和因疾病享受短期医疗照护同时纳入保障范围。上饶市、成都市分别于 2021 年 6 月、2022 年 6 月将保障范围扩大至中度失能人群。在第二批试点城市中，仅呼和浩特市将中度失能人群纳入保障范围。

表 2-4　长期护理保险试点失能评定依据及标准

标准	试点批次	试点城市
重度失能	第一批	重庆、宁波、齐齐哈尔；荆门、安庆、承德、石河子［Barthel 指数评定量表（40 分以下）］
	第二批	天津、晋城、盘锦、福州、开封、湘潭、南宁、黔西南、昆明、汉中、乌鲁木齐、甘南市、石景山（本地化量表）
重度失能、重度及中度失智	第一批	广州（长护 1—3 级）
重度及中度失能、重度失智	第一批	青岛（三、四、五级及重度失智）、南通
重度失能、中度失能	第一批	成都（重度失能三级、二级、一级、中度失能三级、二级）、上饶、长春（困难参保群体及 85—90 岁的中度失能人员）、苏州（本地化量表）
	第二批	呼和浩特
轻/中/重度失能（2—6 级）	第一批	上海（年满 60 岁）

资料来源：笔者根据各地试点方案自行整理，时间截至 2022 年 9 月。

（二）照护保障范围不断扩大

长护险在试点阶段主要针对职工基本医疗保险参保人群，重点解决重度失能人员基本护理保障需求，优先保障符合条件的失能老年人、重度残疾人。在各地长护险政策的推行过程中，就参保对象而言，国家层面指出试点阶段参保对象以职工基本医疗保险参保人群起步，有条件的地方可扩大保障范围。具体到试点地区来看，参保对象基本由城镇职工基本医疗保险参保人群和城乡居民基本医疗保险参保人员两大类构成。受城市经济发展水平、资金筹集能力等因素影响，部分城市（如安庆市、上饶市）试点初期仅面向城镇职工医疗保险参保人员，随着政策推行的深入与财政规划的优化，不断扩大参保对象覆盖面。目前，首批试点城市已基本实现两大类参保对象全覆盖。

表 2-5　长护险的保障范围

参保对象	第一批试点	第二批试点
城镇职工	齐齐哈尔、承德、重庆	天津、晋城、盘锦、福州、湘潭、南宁、黔西南州、昆明、汉中、甘南
城镇职工及城乡居民	青岛、上海、长春、安庆、苏州、石河子、荆门、成都、上饶、南通、广州、宁波	石景山、呼和浩特、开封、乌鲁木齐

资料来源：笔者根据各地试点方案自行整理，时间截至 2022 年 9 月。

二　长期照护失能评估体系建设重点

（一）完善老年照护统一需求评估标准

研究制订基于长期照护服务开展的统一需求评估标准，并根据实践运用不断完善，同时指导评估员开展评估工作是建立失能评估体系建设的基础。2021 年 7 月 16 日，国家发布了《长期护理失能等级评估标准（试行）》，提出逐步统一各地失能老年人的长护险标准后，九成长护险试点地区已使用国家标准。不可否认的是，部分地区的量表具有一定的先进性，可根据统一需求评估过程中积累的相关数据，及时分析评估标准在实践运用中的问题，不断研究修正评估参数、权重占比、计算公式，优化统一需求评估标准。制定"评估指南"，细化明确每一个评估项目的评估方式和评判标准，为评估员实施评估提供具体指导。

（二）建设照护需求评估信息管理系统

信息化建设在"五位一体"长期照护体系中的每一个部分都发挥着重要的作用。长护险试点城市可运用市级系统，也可单独开发本地区老年照护统一需求评估信息管理系统，形成区级管理平台。还未建立起自己独立的信息管理系统的试点市需要加紧完成，已有市级管理平台的应与人力资源和社会保障等部门建立的长护险相关系统、各区级管理平台实现互联互通，形成全市统一的老年照护需求数据库，并对统一需求评估各环节进行实时管理，为省级或国家级信息互通做好准备。

（三）培育第三方评估机构和评估员队伍

评估机构和评估队伍是开展长护险评估的前提。各地区需要规范长期照护需求评估机构与评估员的管理，加强评估员队伍建设，提升评估机构及评估员队伍的专业化水平。各试点地区可由卫健或民政系统牵头，研究制定长期照护需求评估机构与评估员相关的管理办法。至于具体的老年需求评估环节由社区卫生服务中心评估还是由第三方评估机构实施，优先选择第三方评估。政府可通过购买服务等方式，委托第三方开展评估，以确保评估的客观性、公平性和科学性。同时需要加强对评估机构的监督和管理。评估管理部门要定期向社会公布合格评估机构名单和日常运行情况，加强对评估机构的业务指导。加强评估员队伍建设，建立评估员上岗培训、在职培训和日常考核制度，提升评估员队伍专业化水平。

（四）优化老年照护统一需求评估流程

各地区需要规范、优化老年人统一需求评估流程，做好技术开发，保证评估信息采集编码，实现部门之间数据共享，做好长期照护服务机构信息系统建设，逐步建立较为科学合理的评估方法、流程，确保长期照护统一需求评估运行规范有序。评估流程要包含"申请和受理—照护等级评估—经济状况核对—服务分派—监督管理"五项。

三 长期照护失能评估体系建设存在的问题及对策

目前评估结果跨部门互认机制、共享机制、评价机制还未完全建立。不同部门掌握的失能老人基本信息、照护服务需求和供给服务信息既有不同也有重叠，由于数据信息共享机制尚未建立，存在较为普遍的评定结果不互认、信息壁垒、关键信息缺失等问题，使得失能数据无法互通、照护服务无法连续[①]。

针对这些问题，有以下三点对策：

第一，加强组织领导。由专职领导小组牵头统筹推进加强组织领导。各试点城市要结合社会养老服务体系建设，明确领导机构，建立工作机制，全

---

① 张瑞利、祝建华：《失能老人照护服务碎片化及其整体性治理研究》，《中州学刊》2022年第2期。

力以赴加以推进。

第二，明确职责分工。在市级层面，市发展和改革委员会、市卫生健康委员会市民政局、市人力资源社会保障局（市医保办）、市财政局等各政府部门合理分工、明确职责，落实老年照护统一需求评估体系建设各项工作。老年照护统一需求评估费用，由个人和各区财政共同承担。对符合经济困难条件老年人的评估费用，由各区按照规定予以减免。

第三，强化监督管理。各部门、各单位要加强对老年照护统一需求评估各项工作的监督管理，通过信息管理系统实现信息互通，形成监管合力。各部门对工作中发现的问题要及时研究解决和完善，确保各项工作平稳有序进行。

四 长期照护需求评估案例

案例一：上海市制定失能评估标准体系

（一）基本情况

上海市是我国首批试行长护险的地区之一，为 60 岁及以上参加职工医保和居民医保的人群提供长护险。上海市在国家标准的基础上，结合本地实际情况，制定了本地化失能评估量表，对失能老年人的身体、心理和社会功能进行综合评估，以便为他们提供更好的照护服务。

（二）具体做法

上海市整合已有的老年照护等级评估、高龄老人医疗护理服务需求评估及老年护理医院出入院标准，采用国际通用的分类拟合工具（线性判断法和支持向量机法），将评估结果分为：正常、照护一级、照护二级、照护三级、照护四级、照护五级、照护六级、建议至相关医疗机构就诊。

通过统一需求评估认定后，失能老年人可享受社区居家、养老机构和住院医疗护理三种照护服务，其中长护险基金承担 85%—90% 的费用。上海市已全面推行长护险制度，构建了申请、评估、服务、结算和监管等全链条制度体系，推动长护险管理水平和服务质量的标准化和精细化。截至 2023 年 1 月，上海已有近 40 万长期失能老人享受长护险照护服务。

（三）经验借鉴

上海市在失能评估标准方面的先进做法为其他地区提供了宝贵的经验借

鉴，主要体现在以下几个方面：

1. 多维度评估：上海市的失能评估标准采用综合的、多维度的评估方法，考虑个体的生理、心理和社会功能。这种综合评估理念确保了评估结果的准确性和全面性，其他地区可以借鉴这种方法。

2. 标准明确、操作性强：上海市的失能评估标准明确具体，包括评估项目和评分标准，使评估过程具备较强的操作性。其他地区可以制定类似的明确标准，以保证评估的一致性和可比性。

3. 提供专业评估人员培训：上海市注重培训专业的失能评估人员，确保其具备专业知识和技能，能够准确评估个体的失能状况。其他地区可以设立相关培训机制，提高评估人员的专业水平。

4. 评估标准强调个体需求和人文关怀：上海市的失能评估标准强调个体需求和人文关怀，不仅关注功能缺陷，还考虑个体的生活质量和心理健康。其他地区在评估中可以加入人文关怀的元素，更全面地关注被评估者的需求。

5. 数据共享和监测：上海市建立了失能评估数据共享和监测机制，对评估结果进行统计和分析，为政策制定和服务提供支持。其他地区可以建立类似的数据管理和监测系统，以更好地了解本地区的失能情况并制定相应的政策措施。

上海市的这些做法和理念，可以帮助其他地区改进和优化自己的失能评估标准，提高评估的准确性和实用性，为失能人员提供更好的服务和支持。通过借鉴上海市的经验，其他地区能够更有效地推进长护险制度的实施，提升服务质量，满足日益增长的老年护理需求。

案例二：承德市长护险系统智慧评估

（一）基本情况

自 2017 年 7 月起，承德市开始推行长护险政策，旨在帮助因年老、疾病、伤残等原因导致失能的人员。通过定点评估机构评估后，符合长护险标准的人员被纳入保障对象，有效提升了失能人员的生命质量，并减轻其家庭的经济及事务性负担。截至 2022 年 12 月底，承德市长护险参保人数达 50.05 万人，基金累计支付 4633.24 万元。全市共确定了 41 家定点护理服务机构，其中包括养老机构 15 家、医疗机构 14 家、家护服务机构 12 家，共设立床位 943 张。符合条件享受长护险待遇的人员有 3305 人，其中 469 人入住定点护理服务机构，2836 人享受居家基础护理服务，同时有 302 人享受居家补充护理服务。

（二）具体做法

1. 提升失能人员待遇

承德市对长护险政策进行了优化调整，探索建立了"五个三"制度体系和三项运行机制，不断完善经办管理体制和护理服务标准体系。新政策中取消了每人每月 450 元的居家护理服务补贴，调整为每人每月 1200 元的居家基础护理服务和每人每月 300 元的补充护理服务，且两项服务可同时享受，更加符合失能人员的护理需求，提高了护理服务的保障水平。

2. 智慧评估解决方案

承德市积极推进护理保险信息系统平台建设，实现申报鉴定、护理服务、基金结算等各项功能的高效衔接。为提高长护险评估能力，承德市引入了 SF 软件公司的智慧评估系统——评估宝。该系统利用互联网与人工智能技术，满足医保局印发的长期护理失能等级评估标准。进入该系统后，能够自动识别身份证，自动定位获取评估员当前位置，并增加养老机构选项，最终生成评估报告 PDF 文件。

评估宝具有携带方便、评估真实、避免失误、评估汇总、实时监管和数据永久保存等优点，有效提升了承德市长护险评估的效率。此外，系统的后台具备丰富的数据统计功能，可对评估数据进行汇总和分析，并以图表方式展示每个区、每个街道的评估结果，为政策制定提供可靠的数据依据。湘潭市和齐齐哈尔市等多个城市也在使用类似的智慧评估软件，但尚未在全国范围内推广。

（三）经验借鉴

承德市的长护险政策推行具有多方面的亮点和成效。通过优化政策、提高待遇、引入智慧评估系统，承德市不仅有效提升了长护险的管理和服务水平，还为失能人员提供了更好的保障。这些经验为其他地区提供了宝贵的借鉴，尤其是在失能评估方法和智慧管理系统方面，可以大大提升长护险政策的实施效果和效率。

第四节　长期照护服务供给体系*

一　长期照护的服务内容和模式

（一）基本养老服务

为实施积极应对人口老龄化国家战略，促进老龄事业和产业的发展，保障所有老年人的基本养老服务权益，2023 年 3 月 5 日，《国务院关于提请审议国务院机构改革方案的议案》明确提出，民政部将代管中国老龄协会。同时，全国老龄工作委员会办公室改设在民政部，加强其对老龄事业发展的综合协调、督促指导和组织推进职能。

基本养老服务是实现养老领域"保基本、兜底线、补短板、调结构"的重要制度内容，也是人人享有基本养老服务发展目标的重要举措[1]。民政部及国家发展和改革委员会发布的《"十四五"民政事业发展规划》（以下简称《规划》）明确了要全方位建立和完善基本养老服务制度，制定基本养老服务清单，《规划》中还针对失能老年人等特殊群体，提出要完善兜底性养老服务和发展长期照护保障，提供多层次的保障需求。

关于基本养老服务中服务对象的阐析，学界存在不同看法，如白晨等[2]强调基本养老服务的主要服务对象是全体老年人；而桂世勋[3]则从狭义的角度来理解基本养老服务，认为服务对象是指那些失能、失智或生活不能自理的老年人。本书则认为基本养老服务具有兜底性，其保障对象既要面对全体老年人，又要优先保障经济困难、高龄、失能老年人等特殊群体。在服务内容上，不同学者认为基本养老服务的服务内容着重点不同，如王阳亮[4]认为基本养老

---

　* 本节由杨一帆、王双双、张欢执笔。

　① 胡宏伟、蒋浩琛：《我国基本养老服务的概念阐析与政策意涵》，《社会政策研究》2021 年第 4 期。

　② 白晨、顾昕：《中国基本养老服务能力建设的横向不平等——多维福祉测量的视角》，《社会科学研究》2018 年第 2 期。

　③ 桂世勋：《应对老龄化的养老服务政策需要理性思考》，《华东师范大学学报》（哲学社会科学版）2017 年第 49 卷第 4 期。

　④ 王阳亮：《政府购买养老服务：属性、问题与对策》，《哈尔滨工业大学学报》（社会科学版）2017 年第 19 卷第 4 期。

服务内容应限于医疗和护理相结合的长期照护，本书则认为基本养老服务具有基础性，其服务内容也需要满足老年人生活照料等最基础、最迫切的养老服务需求。根据胡宏伟等①对各地出台的基本养老服务相关政策的梳理，本书将基本养老服务的服务内容主要划分为兜底类服务和普惠类服务，具体内容见表2-6。

家庭、市场等是基本养老服务中较为重要的主体，但在基本养老服务中起到主责作用的是政府，发展基本养老服务的过程中需要多元并举，整合发力，进而发挥基本养老服务的多元性。同时，失能照护是基本养老服务的核心内容，具有普遍共识②，随着我国人均寿命的提高以及高龄、失能、失智老年人的不断增多，基本养老服务也将走向多元化。

表 2-6 我国基本养老服务主要内容

服务类别	基本养老服务
服务对象	全体老年人
服务主体	政府主责
服务内容*	兜底类服务：政府购买居家养老服务；救助供养；助餐、助洁、助医；家庭适老化改造；养老服务补贴等 普惠类服务：津贴；扶助金；救助金；护理补贴；健康管理；健康体检；老年人优待服务；失能失智老年人家庭成员养老护理技能培训等
服务水平	兜住底线、确保基本、普惠均等
服务方式	将政府购买服务与满足老年人基本养老服务需求相结合，还需要实现居家、社区、机构养老服务的场域政策

资料来源：笔者根据相关文献和政策整理而成，其中服务内容主要根据胡宏伟等③梳理的各地政策整理而成。

（二）社会照护服务

《国务院关于加快发展养老服务业的若干意见》（以下简称《意见》）是2013年发布的一份关于中国社会养老服务体系建设的重要文件，它确立

---

① 胡宏伟、蒋浩琛：《我国基本养老服务的概念阐析与政策意涵》，《社会政策研究》2021年第4期。

② 胡宏伟、蒋浩琛：《我国基本养老服务的概念阐析与政策意涵》，《社会政策研究》2021年第4期。

③ 胡宏伟、蒋浩琛：《我国基本养老服务的概念阐析与政策意涵》，《社会政策研究》2021年第4期。

了中国养老服务体系的基本框架①，《意见》中不仅明确了要建立"以居家为基础、社区为依托、机构为支撑的，功能完善、规模适度、覆盖城乡的养老服务体系"，而且提出了要"积极推进医疗卫生与养老服务相结合"。结合相关政策及学者的研究②，社会养老服务主要包括居家养老服务、社区养老服务、机构养老服务以及医养结合养老服务四个方面的内容。照护服务是社会养老服务中的重要内容，本书主要探讨社会养老服务的照护属性。

《世界报告》指出：中国的大多数老年人都喜欢就地养老（Aging in place）——尽可能长时间地住在自己家里。程勇最早将居家养老定义为："所谓'居家养老'，是以家庭为核心、社区养老服务网络为外围、养老制度为保障的居家养老体系。就是以家庭养老为主、社会养老为辅的养老模式总称。"③居家照护主要依靠失能老年人的配偶子女、亲戚朋友等"非专业照护"人士对其生活方面进行照护，总体来说照护水平较低，在家庭照护为主的模式下，老年人的照护需求难以被充分满足④。伴随家庭结构小型化和核心化，居家照护者还面临价值冲突、身份融合、家庭决策、资源贫困和缺少社会支持的困境⑤，其"心有余而力不足"，居家照护水平更值得商榷。在这样的背景下，社区照护服务能够发挥重要作用。社区照护能为不同能力及需求的老年人提供基本照护服务⑥，其照护层次较为多元，但在医疗方面能为老年人提供的照护服务十分有限，因此社区照护服务中心要与照护机构和医疗机构充分联动，以此来充分挖掘和整合照护资源，以最小的成本为失能老人提供优质的服务⑦。机构是长期照护领域的主要阵地，主要为部分或者完全失能的老

① 丁建定、倪赤丹：《论中国社会养老服务体系建设的重要转型——基于改革开放以来的一种历史比较分析》，《学海》2021年第6期。

② 席恒：《养老服务的逻辑、实现方式与治理路径》，《社会保障评论》2020年第4卷第1期。

③ 程勇：《中国养老新设想 居家养老》，《中外管理导报》1998年第2期。

④ 邓新茹、刘倩汝、耿力：《失能老年人居家照护未满足需求的研究现状》，《护理学杂志》2022年第37卷第16期。

⑤ 闫萍：《失能老人家庭照护者的社会支持研究——基于北京市的分析》，《北京行政学院学报》2019年第3期。

⑥ 金虹、王树青、程萍等：《福利多元视角下构建社区老年照护服务体系的思考》，《护理学杂志》2020年第35卷第17期。

⑦ 许晓芸：《老化与照护：失能老人的长照困境与社会工作服务——基于B市Y社区的调查》，《社会工作》2019年第1期。

年人提供专业照护服务，机构会根据老年人情况安排住宿服务，满足老年人的各种需要①。随着医养结合模式的不断探索和发展，医疗卫生与长期照护两类机构在权衡各自优势和资源的基础上，开始在长期照护机构内设医疗卫生机构，或在医疗卫生机构内设长期照护机构，以缓解医疗资源分布不均衡的压力，解决失能老年人的照护需求②。医养结合照护模式也旨在构建政府、市场、社会和家庭"各司其职、紧密合作以及机制畅通"的结构。

表 2-7　我国社会照护服务主要内容

服务类别	居家照护服务	社区照护服务	机构照护服务	医养结合照护服务
服务对象	家中失能失智老年人	社区中失能失智老年人	失能且家庭成员照护乏力的老年人	失能且家庭成员照护乏力的老年人
服务主体	配偶子女、亲戚朋友、社区志愿者（邻居）、保姆、专业护理人员等③	社区照护服务中心的社区照护服务人员	照护机构中的护士、全科医生、药剂师、营养师和提供咨询和支持的老年病学专家等专业照护人员④	医疗机构或者照护机构中的专业照护人员
服务内容	生活照料、精神慰藉、护理等	提供"入户式"或老年人在社区的"集中式"服务为主，包括洗浴服务、康复及护理服务、日常疗养、日间照料等⑤	专业的生活照料、精神慰藉、康复护理等	医疗需求：健康咨询、基本筛查、疾病诊治、紧急救助　养老需求：生活照料、精神慰藉、文化活动、康复活动、保健活动、综合服务　护理需求：医疗服务、大病康复、安宁疗护、临终关怀⑥

---

① 唐钧：《中国老年照护机构的发展思路》，《社会工作》2021 年第 2 期。

② 谢微、于跃：《我国医养结合养老模式合作机制构建及其优化路径研究》，《行政论坛》2022 年第 29 卷第 6 期。

③ 唐钧：《老年居家服务的基本概念与认识误区》，《社会政策研究》2021 年第 4 期。

④ 唐钧：《中国老年照护机构的发展思路》，《社会工作》2021 年第 2 期。

⑤ 金虹、王树青、程萍等：《福利多元视角下构建社区老年照护服务体系的思考》，《护理学杂志》2020 年第 35 卷第 17 期。

⑥ 谢微、于跃：《我国医养结合养老模式合作机制构建及其优化路径研究》，《行政论坛》2022 年第 29 卷第 6 期。

续表

服务类别	居家照护服务	社区照护服务	机构照护服务	医养结合照护服务
服务水平	未受过专业训练的家庭成员照护水平较低，专业人士上门照护水平较高	受众面较广、公众参与性较强	专业化	专业化且整合了多方资源，服务便利
服务方式	以家庭照护为主、社会照护为辅	社区照护为主，居家照护和机构照护为辅	机构照护为主	医疗机构和照护机构相结合

资料来源：笔者根据相关文献和政策整理而成。

（三）商业照护服务

由于我国失能老年人不断增多且需求更加多样化和多元化，这使得照护方式也不断丰富。据相关调查数据，我国护理服务收费仅为护理成本的10%左右，远低于实际人力成本，并且护理员呈现低学历、低收入的特点。部分居家照护、社区照护、机构照护的服务可能并不能达到老年人的要求，目前部分家护平台均有针对居家场景的护理服务，且以O2O的模式，提供护理员、护士上门等服务，这类企业的特点是服务更偏向定制化、标准化，定位也更偏向中高端。

表2-8　我国商业照护服务主要内容

服务类别	商业照护服务
服务对象	有较高需求的失能、半失能老年人
服务主体	主要是私营照护机构（如：提供居家上门照护、第三方照护）
服务内容	更个性化的康复护理、生活照料等
服务水平	个性化、定制化，更有针对性
服务方式	商业照护为主，与居家照护、社区照护、机构照护以及医养结合照护相衔接

资料来源：笔者根据相关文献整理而成。

二　长期照护基本保障项目清单

（一）试点城市基本保障目录内容

通过对我国49个试点城市的长期照护基本保障项目的梳理和分析，笔者得出目前试点城市的基本保障项目主要分为生活照料服务①、治疗/非治疗性护理②、风险防范服务③、功能维护服务④和其他⑤项目。大多试点城市的基本保障目录集中在生活照料服务项目和治疗/非治疗性护理项目，部分试点城市有风险防范服务项目和功能维护服务项目，但具体的项目数量较少，极少数城市有精神慰藉、安宁疗护等其他服务项目（表2-9）。

表2-9　试点城市基本保障目录内容

第一批试点城市									
试点城市	生活照料服务		治疗/非治疗性护理		风险防范服务		功能维护服务		其他服务	
承德	√	12 项	√	2 项	√	2 项	√	1 项	—	—
长春#	√	22 项	√	14 项	√	2 项	√	1 项	—	—
齐齐哈尔	√	18 项	√	9 项	—	—	—	—	—	—
上海	√	23 项	√	18 项	√	1 项	√	1 项	—	—
苏州	√	20 项	√	14 项	√	2 项	√	1 项	—	—
南通	√	12 项	√	7 项	√	1 项	√	3 项	√	1 项
宁波	√	34 项	√	34 项	√	1 项	√	3 项	—	—
安庆*	—	—	—	—	—	—	—	—	—	—
上饶*	—	—	—	—	—	—	—	—	—	—
青岛#	√	16 项	√	31 项	√	12 项	√	4 项	√	3 项
荆门	√	13 项								
广州	√	18 项	√	12 项	√	2 项	√	8 项		
重庆	√	21 项			√	2 项			√	1 项
成都	√	7 项	√	9 项	√	4 项	√	4 项		
石河子	—	—	—	—	—	—	—	—	—	—

　　① 　生活照料服务主要包括：清洁护理（洗脸、洗头、口腔清洁等）、理发、饮食护理、穿脱衣服、环境清洁、排泄护理、体位转换等。

　　② 　治疗/非治疗性护理包括：生命体征监测、血糖监测、留置管护理/更换、压疮护理、吸氧、鼻饲等。

　　③ 　风险防范服务包括：预防压疮、预防噎食、预防吞咽障碍、预防跌倒、预防坠床、预防烫伤等。

　　④ 　功能维护服务包括：翻身训练、肢体功能训练、认知能力训练等。

　　⑤ 　其他服务包括：精神慰藉、安宁服务、临终关怀等。

第二批试点城市									
试点城市	生活照料服务		治疗/非治疗性护理		风险防范服务		功能维护服务		其他服务	
北京石景山区	√	13 项	√	10 项	√	3 项	√	4 项	√	2 项
天津	√	13 项	√	5 项	√	2 项	√	5 项	√	2 项
晋城	√	15 项	√	10 项	—	—	√	9 项	√	1 项
呼和浩特	√	17 项	√	9 项	√	3 项	√	4 项	√	4 项
盘锦*	—	—	—	—	—	—	—	—	—	—
福州	√	15 项	√	5 项	√	2 项	√	3 项	√	2 项
开封	√	17 项	√	19 项	√	2 项	√	3 项	√	1 项
湘潭	√	20 项	√	17 项	—	—	√	7 项	√	1 项
南宁	√	16 项	√	16 项	√	4 项	√	3 项	—	—
黔西南州	√	18 项	√	11 项	√	1 项	√	1 项	√	1 项
昆明	√	17 项	√	24 项	—	—	√	4 项	—	—
汉中*	—	—	—	—	—	—	—	—	—	—
甘南藏族自治州*	—	—	—	—	—	—	—	—	—	—
乌鲁木齐	√	14 项	√	19 项	√	2 项	—	—	√	1 项

资料来源：笔者根据相关资料整理而得。

注："＊"表示无法通过地区政府网站公开信息获取到与基本保障项目目录的相关信息。"＃"表示山东、吉林等省份，省内试点地区保障目录统一，故用省会城市代替。

对现有可获得的试点城市保障项目目录进行词频分析，结果如表 2-10 和图 2-5 所示，可以看出"口腔清洁""会阴清洁/护理""整理床单""洗头""训练""协助更衣""指/趾甲护理"等保障项目位于前列，覆盖试点城市范围较广。主要涵盖了生活服务照料和治疗/非治疗性护理，总体而言，这些服务护理难度较低、成本不高，缺乏专业性医疗护理。

表 2-10　试点城市基本保障项目目录词频分析

词汇	词频	词汇	词频
口腔清洁	25	肢体功能训练指导	12
会阴清洁/护理	22	剃须	11
整理床单	22	协助如厕	11
洗头	22	造瘘口护理	11
训练	22	清洁	10
协助更衣	20	物理降温	10
指/趾甲护理	20	关节护理	8
鼻饲	20	安全防护及指导	8
协助翻身	18	擦浴	8
血糖监测	18	精神慰藉	8
面部清洁	18	药物管理	8
预防压疮及指导	18	协助移动	7
生命体征监测	17	吸痰	7
叩背排痰	16	换药	7
失禁护理	16	认知能力训练	7
协助进食/水	15	协助用药	6
排泄护理	15	压疮护理	6
灌肠	15	洗澡	6
留置尿管护理	15	涂擦	6
吸氧护理	14	皮下注射	6
理发	14	翻身	6
人工取便	13	药物喂服	6
导尿	12	健康指导	5
手部、足部清洁	12	助浴	5
沐浴	12	压力性损伤护理	5
温水擦浴	12	安全护理	5
生活自理能力训练	12	洗脸	5
给药	12	肌肉注射	5

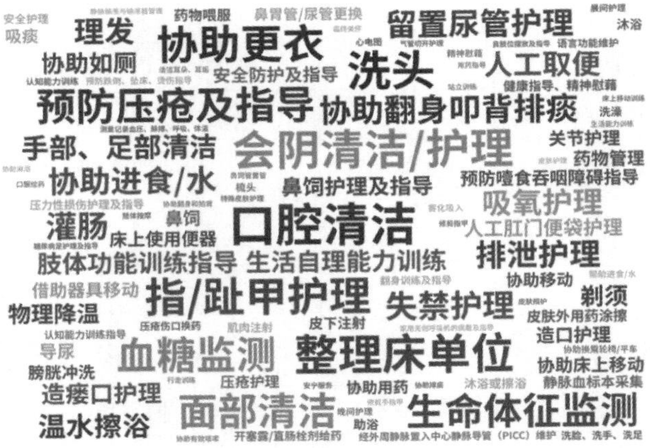

图2-5　试点城市基本保障项目目录基于词频分析的词频标签

（二）试点城市基本保障目录存在的问题

1. 长护险保障项目全国目录内容不统一

在生活照料项目部分，各地服务项目数量总体差别不大，部分试点城市具体服务内容有重合但又存在一定差异；在治疗/非治疗性护理部分，各地区差异明显，受地区文化、医疗能力、经济水平等因素影响较大。

2. 长护险保障项目目录内容不全面

受限于当前长护险筹资渠道单一、试点地区照护能力有限，因而保障项目提供有限，比如保障项目清单中大部分医疗护理项目都是非治疗性项目，难以完全满足不同人群和不同情况下的个性化需求。

3. 基本保障项目命名与服务提供缺乏标准化

各地服务内容缺乏统一标准，导致区域服务质量和效率差异较大，同时，保障项目命名的随意性导致服务质量监管困难，保险费用的控制和监督困难。为此，应制定长护险服务项目的分类标准和名称规范，明确各类服务项目的内容、范围、质量要求和收费标准。

4. 目录的设定、选择与需求评估缺乏关联性

目录的设定缺少与照护需求者的协商，信息收集未进行到位，同时目录一旦形成，内容新增与删改较为不易，不利于及时根据照护者需求进行调整。

此外，国内大部分试点地区长期照护保障项目中未对服务项目、操作流

程及服务人员资质进行详细说明，这一系列问题不利于照护服务的质量控制，导致长期照护服务提供不规范，增加长护险服务计价费用。

三　长期照护服务存在的问题及对策

（一）长期照护服务存在的问题

1. 长期照护服务人力资源短缺

第七次全国人口普查数据显示，平均家庭户规模为 2.62 人，比 2010 年的 3.10 人减少了 0.48 人，已跌破"三口之家"的数量底线。"421""422"的家庭形态，使得传统的由家庭成员直接照顾老年人的模式难以为继，中年人难以同时兼顾老人、工作以及小孩，对社会化照护的需求显著上升。但从社会照护人员总量看，缺口巨大。按照失能老年人与护理员 3∶1 配置的国际标准推算，我国目前至少需要 1300 万名护理员[1]。根据民政部数据，截至 2020 年年底，全国养老机构从业人员 61.5 万人，其中养老护理员约 32.2 万人，且人力队伍呈现年龄普遍偏大、知识文化水平普遍偏低的特点。养老机构中 45—55 岁、56 岁以上的人员占比呈上升趋势，45 岁以下尤其是 36—45 岁的人员比例甚至还在下降，2/3 的护理人员是初中及以下文化程度，获得各类职业技能资格证书的不足 10 万人[2]。在农村地区，老年人照顾老年人的现象并不鲜见。

2. 机构照护能力区域城乡差距显著

照护服务资源区域不平衡、城乡差距显著。从养老机构的区域分布格局来看，我国养老机构主要集中在东部和中部地区，且养老服务设施建设较为完善，养老资源相对充足，而西部地区的养老机构分布较分散，整体空间分布的公平性较差；在筹资能力、支付水平等共同作用下，照护资源分配严重不均，优质的机构照护资源多集中在经济发展水平较高的发达地区，而欠发达城市以及农村则相对匮乏，乡镇敬老院的功能定位于接收五保、低保老年人等特殊困难群体，且仅提供日常生活照料服务，专业照护服务能力较弱，

---

① 中华人民共和国民政部：《人大代表支招加强养老护理人员队伍建设——建立合理的薪酬待遇和职务晋升机制》，2020 年 5 月 28 日，https://mzzt.mca.gov.cn/article/zt_2020lh/mtgz/202005/20200500027899.shtml，2023 年 1 月 3 日。

② 杜鹏、高云霞、谢立黎：《中国老年照护服务：概念框架与发展路径》，《老龄科学研究》2022 年第 9 期。

这导致农村老年照护服务的可获得性明显较低。

3. 专业医疗护理服务供给存在缺口

目前各类照护主要提供的是日常生活照料服务，但对于失能失智的老年人，专业的生活护理、康复等医疗护理服务是十分重要的[1]。根据《2018—2019中国长期护理调研报告》[2]，对于重度失能老年人而言，协助服药、护理管道、按摩推拿、做饭送餐等服务供给不足；对于重度失能老年人而言，护理管道、伤口及压疮护理以及心理咨询供给不足，且供需内容脱节最为严重。对于服务的提供者而言，中度和重度失能老年人面临的服务缺口主要集中在医院、养老院和护理院三类专业机构，他们希望得到更多的专业护理服务。在保障问题上，中度和重度失能老年人愿意支付的金额和比例都明显低于实际支付水平，重度失能老年人两者的差距更大，因此也面临着更大的保障缺口（见图2-6）。

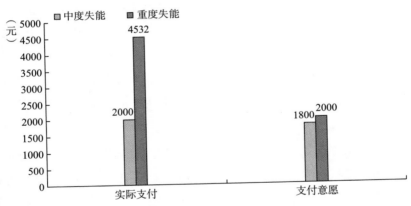

图2-6　中度、重度失能老人服务支付意愿

资料来源：笔者根据《2018—2019中国长期护理调研报告》整理绘制。

（二）长期照护服务发展的对策

1. 扩容床位数量

为了满足老年人的护理需求，需要进行医疗资源的优化布局。首先，通

---

① 马嘉蕾、高传胜：《老年人长期照护服务的需求生成、供需失衡与治理思路——以江苏省为例》，《云南民族大学学报》（哲学社会科学版）2022年第39卷第6期。

② 参见中国保险行业协会等《2018—2019中国长期护理调研报告》，2020年7月15日，https://www.yanglaocn.com/shtml/20200715/1594782600124244.html，2023年1月6日。

过调研和分析老年人的分布情况和需求趋势，确定资源布局的重点区域。根据辖区内失能老年人群的实际情况，多渠道增加提供失能老人护理服务的医疗机构和床位的数量。其次，根据老年人的护理需求和服务类型，合理规划和配置医疗设施及机构，确保其覆盖范围和容量能够满足需求。鼓励基层医疗机构增设失能护理床位；增加康复机构和长期护理机构数量，提升专业护理人员培训，建立社区护理网络，推广远程医疗，提供居家护理和日间照料服务。同时，考虑到老年人的交通和出行便利性，将设施布局在交通便捷的地区，减少老年人前往就诊的障碍。此外，与社区、社会组织和志愿者建立合作关系，发挥其在老年人护理中的支持和辅助作用，实现资源共享和互补。最后，建立有效的监测和评估机制，定期调整和优化资源布局，以适应老年人护理需求的变化和发展；支持部分医疗机构根据自身经营实际转型发展为护理院、康复院。

2. 完善服务体系

加快建立覆盖老年人群疾病急性期、慢性期、康复期、长期照护期、生命终末期的全周期护理服务体系。强化三级医院为急危重症和疑难复杂疾病老年患者提供专科护理服务的能力，发挥辐射、带动作用。鼓励二级医院设置老年医学科，为老年患者提供住院医疗护理服务。支持基层医疗卫生机构为失能或高龄老年人提供日间护理、居家护理、家庭病床等服务。

3. 制定服务清单

制定考虑支付能力和实际需求的标准化服务清单，明确清单内容执行资质、标准流程、执行规范、使用频次等，使不同服务提供主体提供服务标准化。应选择长期照护服务需求度高、与医疗保险保障内容交集相对少的服务项目为原则，规范服务清单用语，标准化服务资质、流程和质量控制。

四 长期照护机构存在的问题及对策

（一）长期照护机构的现状和问题

长期照护服务机构是指依法登记具有法人资格，在本市行政区域内经营，能够开展长期照护服务，并与民政部门签订长期照护服务协议，为享受长期照护服务补贴的高龄重度失能老年人提供长期照护服务的养老机构。增加康复机构和长期护理机构数量，提升专业护理人员培训，建立社区护理网络，推广远程医疗，提供居家护理和日间照料服务。当前，我国长期照护机构从营利性质上主要分为营利性养老服务机构和非营利性养老服务机构。按运营模式分为民办民营机构、公办公营机构和公办民营机构。按经营模式主要分为养老院、护理院、康复中心、日间照料中心、社区居家护理服务机构以及医养结合机构等。

1. 医养结合机构快速发展

截至 2021 年年底，全国两证齐全医养结合机构共有 6492 个，机构床位总数 175 万张，医养签约近 7.9 万对，超过 90% 的养老机构都能以不同形式为入住的老年人提供医疗卫生服务。截至 2021 年年底，全国医养签约数是 2017 年的 6.6 倍；两证齐全医养结合机构数较 2017 年增加 76.7%，满足了越来越多的老年人及其家庭对养老的需求，具有较大的社会效益。

2. 商业性照护机构具有"分散性"

中国内地商业养老市场目前呈现快速增长趋势，养老地产、养老社区、养老服务等领域迅速发展，市场竞争激烈，但仍面临着服务品质、专业化水平和可持续发展等挑战。其中，最大的问题是市场相对分散、碎片化；市场内没有产生绝对头部的服务厂商，包括商业养老市场在内的养老市场整体，以中小微型企业为主。据艾瑞研究院的调查数据，2015 年我国商业养老机构的床位空置率达 48%，且越高端的养老机构空置率越高。

表 2-11　中国机构养老服务发展情况

月单价	入住情况	机构性质	机构特征
10000 元以上	入住率低，约 30% 上下	以集团企业为背景的高端养老院为主	居住环境高端设备先进，服务质量好
6000—10000 元	入住率适中，可超过 50%	部分民营、部分政府公建养老院	设备齐全、经济舒适，服务质量适中
2000—6000 元	入住率高，基本满员	以具有福利性质的敬老院、福利院为主	满足老龄人基础生活条件，服务质量较差

资料来源：艾瑞咨询《2022 年中国商业养老服务市场发展研究报告》。

（二）长期照护机构发展的对策

1. 深化医养资源共建共享

2021年，全国老龄工作会议呼吁建立"预防、治疗、护理"三管齐下的老年人健康保障模式。《中共中央 国务院关于加强新时代老年人工作的意见》明确提出完善老年人医疗保险制度，协助有条件的医疗卫生机构提供家庭医疗服务，如家庭病床和对残疾、慢性病、高龄、失能老人等的家访等。

但由于养老服务和医疗卫生服务是两个相对独立的体系，需要进一步推动医养结合、整合资源，为老年人提供综合服务，以满足老年人的不同需求。鼓励大型养老机构设立以救治失能老年人为主的医疗卫生设施，让养老机构内的医疗卫生机构参与医疗联合体管理；落实提高医疗养老社会效率的措施；推广"互联网+医疗健康""互联网+护理服务""互联网+康复服务"，发展面向家庭、社区和机构的智慧医疗和护理服务。

合理布局康复医院、疗养院、临终关怀医院等常设医疗机构，完善医护合作机制。鼓励农村通过毗邻建设、承包整合两所医院等多种方式实施医养结合，为所有老年人提供便捷的医疗服务。

2. 促进长期照护机构市场化发展

在顶层设计层面，制定和完善相关政策法规，为长期照护机构提供市场准入、运营规范、资金支持等方面的支持。同时，建立健全监管机制，加强对长期照护机构的监督和评估，确保其服务质量和安全标准。优化医养结合机构审批流程，简化创办手续，使医养结合机构审批只需"一个窗口"办理，大大简化审批流程。

鼓励社会力量参与养老护理市场。鼓励长期照护机构提升服务水平，加强护理人员培训，提供个性化、多元化的照护服务，满足不同群体的需求。同时，推动技术创新在长期照护领域的应用，如远程医疗、智能化辅助设备等，提高效率和质量。培育长期护理龙头企业，引领行业的发展。政府通过积极的财政政策和货币政策，减少养老服务企业的压力，鼓励市场化发展。

五 长期照护服务供给案例

案例一：苏州市社工站提供家庭喘息服务

（一）基本情况

江苏省苏州市 65 岁及以上人口占比 12.44%，其中不少老人因慢性病、癌症、残障等原因失能，且需要持续关注的失智老人也较多。当前对失能失智老人的照顾以居家为主，家庭成员是主要照顾者。对家庭照顾者来说，照护工作时间长、强度大、难度高，给他们带来了较大的心理压力，占据了他们的社交和娱乐时间，同时也使他们的个人生活受到影响。随着照顾者年龄增长，自身健康问题与繁重照料工作交织，会让其产生较强的无力感。苏州市 KS 社工站因此实施了家庭长期照顾者支持项目。该项目通过个人、人际与环境三个层次的服务，利用内生外引、扩维增能、机制提优等方法，为家庭长期照顾者提供全面的支持服务。在个人层次，以全面走访为宣传与唤醒基础，个案服务为重点，解决个性化问题，舒缓心理压力，促进服务对象能力觉醒。在人际层次，以家庭照顾者学习小组为主体，建立照顾者之间的连接，提升照护能力、减少身体损耗、提高照护效率。在环境层次，引入邻里志愿者与专业服务人员，尝试在了解家庭照顾者新想法的基础上，与他们合作构建制度化"喘息服务"，减少家庭照护压力，打破"家庭隔离"。

（二）主要做法

1. 宣传与预评估：为了提升社区对失能失智老年人及其照顾者的关注度，社会工作者在多个社区举行了宣传活动，找到了有服务需求的对象并对潜在服务对象进行了预评估。

2. 入户走访与需求评估：社会工作者通深入的入户走访，收集服务对象及其家庭的信息，对失能人员的等级和照顾者负担进行评估。同时，评估需求并提供个案和照护服务。对于中度到重度负担的家庭长期照顾者，给予特别关注，了解他们面临的困难和周边资源情况，并与他们长期照顾者建立了服务关系。

3. 个案服务与情感支持：社会工作者为有需求的家庭照顾者提供个案服务，关注并详细了解家庭照顾者的心理状况，为他们提供情感支持，帮助其发泄不良情绪，重新定义照顾的价值，从而缓解家庭照顾者的精神压力。

4. 互助小组与同伴支持：社会工作者通过开展家庭照顾者学习教育小组和支持小组，传授照护知识和技能，增进照顾者之间的支持。在家庭照顾者学习小组中，邀请经验丰富的护师授课，配合模拟操作训练，切实提升照护能力。在家庭照顾者支持小组中，成员通过讨论和分享经验，彼此支持，形成问题解决与小组支持的良性循环。

5. 支持机制与服务优化：家庭长期照顾者支持项目设计了"1+1"支持喘息服务机制，即1名社区志愿者和1名长护险定点服务机构的护理员合作，共同为长期照顾者提供支持服务。其中，护理员负责对老年人开展难度较高的护理工作，志愿者则担任监管和陪伴角色。家庭照顾者普遍表示这些服务带来了"喘口气"的机会。

6. 服务创新与品牌打造：苏州市打造了"驻站社工+外派社工"服务品牌，每个乡镇（街道）配备3名"驻站社工"和"外派社工"到村（社区）服务，提升服务的精准化和专业化水平。同时，结合本地特色，打造了如太仓市的"邻里家园"、常熟市的"睦邻空间"、相城区的"8+N+1"等本土化服务品牌，推动基层社工站建设。

（三）经验效果

苏州市在推进失能失智老人服务过程中，通过广泛宣传和入户走访，建立初步联系并评估需求。精准个案服务帮助缓解照顾者的心理压力，改善家庭关系。通过家庭照顾者学习教育和支持小组，传授照护知识并增进同伴支持，形成良性循环。设计"1+1"支持喘息服务机制，确保服务质量，并提供喘息机会。借鉴国内外经验，打造"驻站社工+外派社工"品牌，结合本地特色，创建如"邻里家园"等本土化品牌，提升服务精准化和专业化水平，推动基层社工站建设。综合来看，苏州市的家庭长期照顾者项目提供了多个有效的实践经验，这些经验对于提升照顾者的生活质量和服务效果具有重要的参考价值。

案例二：南通市拓展照护服务场景

（一）基本情况

根据第七次全国人口普查，江苏省南通市 60 岁及以上人口占比

30.01%，比全国平均水平高出近 12 个百分点。自 2016 年南通市成为长护险制度首批试点城市以来，已逐步形成"机构照护、居家服务、辅具支持、预防管控"相结合的模式，致力于细化服务内容，提升失能失智老年人的生活尊严。试点以来，保障人群从市区扩展至全市、从城市扩展至农村，服务内容也从失能失智照护扩展到防范失能失智风险和提高老年人健康水平，形成了系统化、丰富化的服务场景。

（二）具体做法

根据南通市长护险制度规定，失能失智人员需经过不少于 6 个月的治疗并通过失能等级评估，方可享受长护险待遇。南通市中，绝大多数的失能人员选择居家生活。南通市里设计了十余种居家服务套餐，服务人员每周上门1—3 次，用户可按需选择或在多种个性化服务项目中免费增加服务。保险基金每月支付约 1100 元，个人自付约 5 元每次。服务内容包括：居家自选套餐——生活照料与倾听支持；辅具支持租赁——缓解经济压力，减轻心理负担；照护医疗机构——提供家的温暖与专业治疗。

（三）经验效果

南通市的长期照护服务范围、社会化照护机构类型及居家服务套餐逐步扩展，支付标准也稳中有升。自 2016 年以来，居家上门服务套餐发展到 5个系列 14 个套餐，涵盖洗头洗澡、进食排泄、口腔清理、泡脚按摩、血压血糖测量、褥疮护理等 33 种项目。南通市将长护险纳入"长期照护服务体系"的全局中，致力于服务体系的完善。

长护险制度实施多年，显著改善了失能人员的生活质量，延长了其生命周期，减轻了家庭经济负担。同时，长护险制度推动了养老服务产业的发展，全市照护机构扩展到 9 类，新增 350 家，总投资超过 30 亿元，从业人员达 1.2 万人，展现了长护险制度在稳经济、促发展方面的作用。

案例三：上饶市长护险不断提质扩面

（一）基本情况

2017 年 1 月，上饶市成为全国首批 15 个长护险试点城市之一。经过多年的探索实践，长护险制度已覆盖全市医保参保人员，已有 5 万余人享受长护险待遇。上饶市将因伤残导致中度失能人员以及 60 岁及以上的中度失能人员纳入保障范围，并在不断扩面的同时，提升辅具适配等服务质量，让长护险造福更多患者。

（二）具体做法

2019 年，为回应失能人群对长护险制度的期盼，减轻重度失能人员家庭的护理和经济负担，上饶市在前期城镇职工长护险试点工作的基础上，扩大参保范围，将全市城镇职工基本医疗保险和城乡居民基本医疗保险的参保人员全部纳入长护险覆盖范围。2021 年，将因伤残导致中度失能人员以及 60 岁及以上的中度失能人员纳入保障范围。在扩面的同时，上饶市不断提高服务质量，增强失能群体的幸福感、获得感和满足感。通过推动辅具适配等服务，改善失能群体护理现状；推出叠加护理服务，协助居家护理家庭更好地照顾失能老年人，减轻家庭护理强度。针对农村老年人对照护服务的强烈需求，上饶市鼓励长护险定点护理机构招收有能力、就近提供服务的村民，通过网格化管理、原地招聘、集中培训和持续学习等方式，让更多失能人员享受优质长护险待遇，同时创造就业岗位。

（三）经验效果

上饶市通过扩大长护险覆盖范围，将中度失能人员和老年人纳入保障，同时提升服务质量，改善辅具适配，减轻家庭护理负担。该市还鼓励定点护理机构招聘就近村民提供服务，形成资金筹集、服务标准和质量评价的长护险体系，惠及更多失能人员。

案例四：盘锦市满足老年人多方面需求

（一）基本情况

2020 年 9 月，国家医疗保障局和财政部发布了《关于扩大长期护理保险制度试点的指导意见（征求意见稿）》，决定将盘锦市等 14 个城市纳入第二批试点城市。盘锦市成为辽宁省唯一参与国家长护险试点的城市。自长护险制度实施以来，盘锦市已有上千名失能参保人开始享受长护险待遇，包括机构护理和居家护理两种方式。

（二）具体做法

1. 减轻失能家庭负担：根据《盘锦市开展全国长期护理保险制度试点

工作实施方案》，试点期间实行月限额支付，未达到限额按实际费用支付。重度失能一级的月限额为2350元，重度失能二级为2010元，重度失能三级为1680元。参保人可选择入住护理机构或在家接受相应的护理服务。

2. 探索独立筹资机制：自2022年12月1日起，盘锦市将长护险缴费方式从按费率缴费调整为按定额缴费。具体为在职职工和灵活就业人员每人每月缴费12元，其中单位和个人各6元；退休人员也每人每月缴费12元，由职工基本医疗保险统筹基金和个人各缴6元。长护险服务通过向定点机构购买服务的形式提供，覆盖基本生活照料和相关医疗护理费用。参保人需符合失能等级评估标准（重度失能一级、二级、三级）才能享受服务。

3. 提供专业护理服务：在护理服务方面，盘锦市兴隆台区CF养老院负责人ZYF表示，养老院通过培训提升服务质量。新员工需参加劳动部门考试并获得护理资格证书，还需参加院内的临床护理实际操作培训，合格后方可正式上岗。养老院每月举办3次培训，确保新老员工持续提升服务技能。

4. 提供高效的服务：盘锦市采用商业保险公司主承办、多个公司参与的经办模式，解决了传统医保机构人员不足的问题。由1家主承办公司负责整体运营、6家参与公司协作的模式，确保了长护险服务的高效提供。服务团队集中办公，为失能参保人提供申请受理、服务变更和业务咨询等现场服务，提高了办事效率和服务质量。

（三）经验借鉴

盘锦市在长护险试点中，通过覆盖范围扩大、筹资机制创新、服务模式优化和护理服务提升，实现了多方面的有效改进。这些做法不仅减轻了失能家庭的负担，还提升了长护险服务的质量和可持续性，为其他地区在推广和实施长护险制度时提供了宝贵的经验和启示。

案例五：石景山区推进"邻里互助"新模式

（一）基本情况

截至2022年，石景山区长护险参保人员已达到46.19万人，截至2022年10月，石景山区护理费支出总额为5675.58万元，月均待遇保障水平接近3000元。自2021年7月启动了"邻里互助"护理服务模式，旨在鼓励试点区域内的居民为本社区内的重度失能老人提供长护险护理服务。参与该服务的居民需接受经办机构组织的专项培训，并通过考核后上岗，由签约护理机构统一管理，区医保局和经办机构负责监督服务质量。

（二）具体做法

石景山区医疗保障局负责人表示，推出"邻里互助"模式主要基于两个考虑：首先，在偏远地区和农村，护理员资源匮乏；其次，农村地区存在一些中年过剩劳动力，通过参与"邻里互助"服务，他们可以在帮助他人的同时增加家庭收入。该模式为就业区域受限的居民提供了"家门口"的工作机会，并通过培养本地社会养老队伍，盘活了本地劳动力资源，有效缓解了远郊地区护理服务力量不足的问题。

（三）经验借鉴

北京市在推行长护险制度后面临养老服务人才匮乏的问题。石景山区的"邻里互助"服务新模式，通过本土化的方式为具备一定工作经验但因家庭因素受限的居民提供了新的就业机会。这一模式不仅有效扩展了养老服务队伍，还为北京市在全面推广长护险制度及推动养老服务体系建设积累了宝贵经验。

第五节　长期照护行业监管体系*

一　试点城市长期照护相关监管部门

（一）第一批试点城市相关监管部门

通过对全国第一批试点长期护理保险城市监管方面的政策文本进行梳理。从表 2-12 可以看出，医疗保障局和财政局是大多数城市长护险基金的主要监督与管理部门/机构，还有部分城市依靠人力资源和社会保障局等部门来对基金进行监督和管理。行业与护理人员主要监督与管理部门/机构主要是民政局和卫生健康委员会等。从梳理的情况来看，第一批试点城市的基金和行业及护理人员监管部门差异性较大。

---

　　*　本节由杨一帆、王双双、张欢执笔。

表 2-12 第一批试点城市监管部门/机构

试点城市	基金主要监督与管理部门/机构	行业与护理人员主要监督与管理部门/机构
河北省承德市	医疗保障局、财政局、审计局	卫生健康委员会、民政局等
吉林省	医疗保障局、第三方监管部门	第三方监管部门等
黑龙江省齐齐哈尔市	财政局、人力资源和社会保障局	卫生健康委员会、民政局等
上海市	医疗保障局、财政局	民政局、卫生健康委员会、人力资源社会保障局、银保监局等
江苏省苏州市	人力资源和社会保障局、医疗保障局、财政局	卫生健康委员会、发展和改革委员会等
江苏省南通市	人力资源和社会保障局、财政局	卫生健康委员会、民政局等
浙江省宁波市	医疗保障局、社会保障经办机构、财政局	第三方社会机构、民政局、卫生健康委员会、残疾人联合会、人力资源社会保障局等
安徽省安庆市	人力资源和社会保障局、委托第三方参与经办	人力资源社会保障局、第三方经办部门等
江西省上饶市	医疗保障局、财政局	民政局、卫生健康委员会
山东省	医疗保障局、财政厅	民政厅、卫生健康委员会、银保监局等
湖北省荆州市	人力资源和社会保障局、财政局	民政局、卫生健康委员会等
广东省广州市	医疗保障局、财政局	民政局、卫生健康委员会、人力资源社会保障局等
重庆市	人力资源和社会保障局、财政部门	民政局等
四川省成都市	医疗保障局、财政局	民政局、人力资源和社会保障局、卫生健康委员会等
新疆维吾尔自治区石河子市	人力资源和社会保障局	卫生健康委员会等

资料来源：笔者根据各省市相关政策整理绘制，截至 2023 年 6 月。

（二）第二批试点城市相关监管部门

通过对全国第二批试点长期护理保险城市监管方面的政策文本进行梳

理，从表 2-13 可以看出，医疗保障局和财政局依旧是大多数城市长护险基金的主要监督与管理部门/机构。行业与护理人员主要监督与管理部门/机构主要是民政局、卫生健康委员会、市场监督管理局等。对比表 2-13 可以看出，第二批试点城市的长护险基金主要监管部门/机构总体差别不大，行业与护理人员主要监管部门/机构增加了市场监督管理局等。

表 2-13　第二批试点城市监管部门/机构

试点城市	基金主要监督与管理 部门/机构	行业与护理人员主要监督与 管理部门/机构
北京市石景山区	社会保险事业管理中心、人力资源和社保局、财政局	发展和改革委员会等
天津市	医疗保障局、财政局	民政局、卫生健康委员会、发展和改革委员会、人力资源和社会保障局、税务局等
山西省晋城市	财政局	市场监督管理局等
内蒙古呼和浩特市	财政局	卫生健康委员会、民政局等
辽宁省盘锦市	医疗保障局、财政局	卫生健康委员会、民政局、人力资源和社会保障局、市场监督管理局等
福建省福州市	医疗保障局、财政局	医疗保障局等
河南省开封市	医疗保障局、财政局	民政局、人力资源和社会保障局、银保监分局等
湖南省湘潭市	医疗保障局、财政局	银保监分局等
广西壮族自治区南宁市	医疗保障局、财政局	民政局等
陕西省汉中市	医疗保障局、财政局	卫生健康委员会、民政局、残联、人力资源和社会保障局等
甘肃省甘南藏族自治州	医疗保障局、财政局	医疗保障局
新疆维吾尔自治区 乌鲁木齐市	医疗保障局	卫生健康委员会、民政局、市场监督管理局

资料来源：笔者根据各省市相关政策整理绘制，截至 2023 年 6 月。

二 长期照护行业监管存在的问题及对策

（一）长期照护行业监管的现状和问题

中国长期照护行业的监管状况正在逐步完善和加强。政府部门对"养老服务""长期照护"相关问题的解决制定相应的政策方案，这些政策方案、法律法规构成了长期照护行业监管政策体系，对规范长期照护行业有十分重要的意义。随着长护险制度的覆盖面扩大，受益人数和服务机构数量的不断增长，如何确保服务的真实性和优质性问题日渐突出，传统的监管手段难以满足监管需要，长护险基金和服务的监管成为长护险制度高质量发展所面临的严峻考验。

政策法规的规范性、准入和审批流程、监督和评估方式、护理人员准入问题以及投诉处理和纠纷解决等问题是监管的关键点。目前在长期照护行业监管上，主要存在以下四个问题。

1. 监管政策法律体系缺乏系统性

通过本章第二节对有关长期照护政策文件的梳理可以看出，与长期照护监管相关的文件极少。另外，本节中梳理的长护险试点文件和细则文件中有关基金监管和行业监管的内容也不够细致，绝大多数文件只介绍了负责监管的部门。2020年12月21日，国务院办公厅印发的《关于建立健全养老服务综合监管制度促进养老服务高质量发展的意见》（国办发〔2020〕48号）是我国养老服务领域第一份以监管为主题促进高质量发展的文件，标志着国家将养老服务业监管提上议程，文件围绕取消养老机构设立许可后养老服务从事前监管向事中事后监管转变的实际，重点从明确监管重点、落实监管责任、创新监管方式三个方面着力推进养老服务综合监管，并对16个相关部委进行养老服务综合监管职责分工，着力建立健全行业监管、综合监管的协调配合机制。尽管有了一个国家层面的标准，但各地区在紧跟国家指示的过程中，也出现了一些政策文件笼统化、分散化、碎片化的问题，导致政策模糊落实难。

2. 监管主体网络缺乏协调性和联动性

长期照护行业监管涉及多个部门和机构，如卫生健康部门、民政部门、人力资源和社会保障部门等，各个主体之间职责分工不清，导致监管工作的协调和联动性不足。实际监管过程的"分段监管，条块分割"现象，大大降低了监管效能。政府部门协同不到位，监管主体之间合作不紧密，协调配合度较低，监管职能部分重叠，导致监管成效不明显。同时，监管主体之间缺乏有效的沟通渠道和机制，信息共享和交流不畅，难以及时协调解决问题，导致监管工作的协同性受阻。

3. 监管执行缺乏整合机制

目前大多数地区尚未建立起政府、机构、行业协会、公众等多元主体共同构成的监管主体网络，行业协会、社会公众的监管权力在逐渐弱化。由于各类主体都有各自的利益立场，因此，加强监管系统的整合性，促使监管主体之间形成互补结果，有利于约束和规范监管主客体的不当行为。

与老年照护相关的管理职责分散在民政局、卫生健康委员会、医疗保障局、人力资源和社会保障局等多个部门，缺乏统一协调机制。即便是长期照护等具体政策文件也仅笼统地指出相关监管工作应由卫健委与民政局联合其他部门共同完成，但在实际工作过程中缺乏对监管职责与监管路径的清晰界定，相关规范标准缺失，问责制和透明度事宜尚未明晰。长护险试点的覆盖范围、筹资模式、待遇支付、运作管理等要素尚无统一规定。

4. 社会参与评估反馈的民主性不足

目前各地区的监管和评价主体主要是政府，社会参与反馈机制不健全，投诉举报渠道不畅通，民主性缺乏。尽管政策文件中明确提到鼓励社会监督，但相关制度并未将老年人评价和投诉纳入监管标准。社会参与监督的前提在于长期照护服务监管信息的公开透明。社会参与评估主要有两个原因：长期照护行业监管信息宣传不到位；投诉举报方式单一。享受长期照护服务的主体是老年群体，而现在普遍在微信公众号、小程序或 APP 上操作，对大多数不会使用智能手机的老年人造成了巨大的困难，"数字鸿沟"使老年人合理的诉求难以表达。

（二）长期照护行业监管的优化对策

为健全长期照护行业监管体系，需建立多元合作监管网络，提高效能，实施精准监管，规制养老服务主体不良行为，保障行业健康稳定发展。合作监管网络应包括政府、机构、社会组织等，加强资源整合与监督；提高效能需优化流程、明确责任和培训监管人员；精准监管应差异化管理，重点监管高风险机构和地区；规制不良行为要完善法律体系、加强查处力度和舆情监测。通过这些措施，长期照护行业将实现有序发展，老年人的权益将得到有效保护。

1. 完善监管政策和法律体系

首先需要国家出台统领性的监管政策文件，各地区才能依据自身特点及长期照护发展的阶段和形势，针对性地出台相应的政策监管文件，包括对医疗机构、养老机构、医养结合机构等管理办法，以及对服务质量、评估环节的全方位监管，为监管工作的开展提供明确的法律依据。

2. 构建多元主体监管网络

建立跨部门的合作机制，包括卫生健康委员会、民政局、人力资源和社会保障局等，共同参与长期照护行业的监管工作。通过定期协商、联席会议等形式，加强信息共享、政策协调和问题解决。设立由各监管主体共同组成的监管联动机构或平台，负责协调和整合监管资源，统一监管标准和规范，共同制定行业政策和措施，推动长期照护行业的健康发展。同时还可以建立回应性监管问题反馈机制；支持引入第三方评估机构，借助第三方评估机构的独立性和专业性，对长期照护机构进行评估和监督，提供客观的评价和建议，增强监管的公正性和客观性。

3. 强化监管执行实效

处理好政府和市场的关系，丰富和拓展监管方式，提高监管精准化水平。重视市场监管，2021 年 12 月 14 日，国务院发布《关于印发"十四五"市场监管现代化规划的通知》，有利于建立科学高效的市场监管体系，全面提高市场综合监管效率，增强各类市场主体活力，持续优化市场监管体系，有利于加强对各类长期护理机构的监管。

三 长期照护行业监管案例

案例一：成都市全面推进长护险考核与监督

（一）基本情况

成都市是国家首批长期护理保险试点城市。自 2017 年在城镇职工基本医疗保险参保人员中试点以来，取得初步成效。2022 年 1 月，为完善居家和社区老年人关爱服务体系，成都市民政局等 15 个部门联合印发《成都市关爱居家和社区老年人工作实施方案》，明确优化社区养老服务设施、增强失能老人家庭照护能力等目标。为提高长护险经办效率和服务质量，维护基金安全，成都市政府于 2022 年 5 月印发《关于开展新一轮长期护理保险改革的实施意见》。截至 2024 年 5 月，成都市长护险参保人数已超 1800 万人，累计有近 12 万人享受待遇。长护险为失能人员家庭降低了 44.31%的经济负担，并探索出"成都标准"。

（二）具体做法

2020 年 5 月，成都市政府印发《关于深化长期照护保险制度试点的实施意见》，提出建立举报投诉、信息披露、内部控制、欺诈防范等风险管理机制，并通过信息系统和第三方评审，加强对照护服务的监督管理，确保失能人员享受到规范、标准的照护服务。2020 年 7 月，成都市医保局印发《关于开展长期照护保险生物识别在线监管工作的通知》，建立以人脸信息为基础、健康调查为载体、实时监管为核心的信息系统，加强服务监管，提升监管效率和经办效率，维护基金安全。

（三）经验做法

做好长期护理的监督管理工作，需要完善监管法律体系、明确监管者权责以及规范监管内容和方式。当前主要问题包括监管法律体系不完善、监管主体不明确、质量评估标准不完善、外部监督缺失等。为提升监管效率，可以借鉴国内外先进经验：

1. 完善立法体系：提高立法水平，完善法律法规。

2. 明确监管权限：明确各部门的权责，促进医疗和养老机构的专注服务。

3. 规范监管内容：建立统一的养老服务评价标准，完善质量考核标准，满足老年人需求。

4. 差异化监管方式：引入外部评价机制，利用信息技术实现有效监管。

5. 完善奖惩机制：通过奖惩机制提高服务质量和监管效能。

成都市的经验表明，通过完善的立法和监管体系、明确的权责分工和先进的信息技术手段，可以有效提升长期护理保险制度的管理水平和服务质量。

案例二：昆明市积极开展长护险稽查

（一）基本情况

昆明市自 2016 年开始研究和探索长护险制度，并于 2020 年 9 月被国家医保局列为"云南省唯一长期护理保险制度"试点城市。同年 12 月，昆明市正式启动长护险工作，将其列为 2021 年度"十件惠民实事"之一。然而，由于政策落地时间较短，昆明市在相关监管政策上还在逐步摸索完善，出现了一些虚假服务、虚假收费、虚传服务次数、服务项目与实际不符等问题。

（二）具体做法

昆明市在确保基金安全、长期平稳运行的基础上，按照服务付费、质量优先、助推产业的基本原则，建立按能分配的支付制度，实现对长护险基金的全方位监管。

1. 加大回访巡察力度

（1）定点服务机构稽核巡查：遵循《昆明市长期护理保险定点服务机构考核办法（试行）》的指导，围绕基础管理、服务质量管理、信息系统管理、费用结算管理、监督管理五项重点，对医养结合机构、养老机构及居家护理服务机构进行季度考核，确保覆盖全部长护险定点服务机构及失能参保人。

（2）居家护理监督管理：对选择个体居家护理服务的失能参保人，通过电话回访、不定期暗访、实地核查等方式，对个体护理人员进行巡查。

（3）长护险失能参保人员重复待遇稽查：通过上门巡查、电话回访等方式，稽核失能参保人是否重复享受残疾人护理补贴或基本医疗保险住院待遇。

（4）定点服务机构待遇兑现情况回访：对医养和养老机构待遇兑现情况进行电话回访抽查，确保服务规范，保障长护险基金安全。

2. 加强政策宣传推广

（1）咨询受理：及时解决失能参保人或家属的疑问和求助，拓展长护险经办工作广度，传递政策深度。

（2）宣传工作：针对政策宣传不足的问题，重新制定更具针对性的宣传方案，加大宣传力度，确保政策宣传推广更具水平。

（三）经验借鉴

昆明市针对稽核巡查中发现的问题，通过约谈及时反馈至长护险定点服务机构并督促改进，强化机构管理，深入解读长护险政策，夯实服务基础；对损害参保人利益的情况，定期整改并持续监督进展及效果。结合理论与实际，从参保人和服务机构两个层面加强问题研判，核实详情，精进业务水平，保障失能参保人权益和长护险基金安全，促进长护险有序运行。在回访调查中，积极细致，多方调查问询，确保事件真实还原。督促工作人员履职，对机构和参保人负责，以高度责任感助力长护险发展。每月按比例对参保人进行电话回访，调查定点服务机构的护理服务和待遇结算情况，稳步落实现场巡查工作。针对群众对长护险的关注，提升咨询受理人员的业务能力，强化政策培训，提高答疑解惑效率，并加强长护险政策宣传，最终实现政策高效落实，夯实长护险服务基础。

昆明市通过上述措施，逐步完善了长护险的监管机制，提升了服务质量，确保了长护险基金的安全。这些经验对其他城市在推进长护险制度时具有重要的参考价值。

案例三：湖南省长护险智慧监管解决方案

（一）基本情况

随着人口老龄化的加剧，重度失能老年人的长期护理问题日益突出。作为湖南省唯一的国家长护险试点城市，湘潭市于 2020 年 12 月 10 日发布了《湘潭市长期护理保险制度试点实施方案》，旨在为长期失能的参保人群提供护理保障。然而，随着投保人数和护理机构的增加，长护险服务质量监管面临诸多挑战，如评估效率低、服务需求对接困难、非专业护理人员水平参差不齐、护理过程难以监控等。

为解决这些问题，湖南省计划建立"互联网+医保监管"服务模式，加强长护险服务监管能力，确保基金有效使用，实现事前预警、事中管理，纠正不规范行为，完善激励与退出机制，打造智慧评估和监管服务模式。

（二）具体做法

1. 智慧评估：通过云服务终端，医护人员使用手机、平板等设备上门评估被服务人的健康信息及自理能力，并共享到云服务终端。该系统支持身份识别、自动定位、养老机构选项、评估报告导出 PDF 等功能，便于医护人员、审核人员、老人及其家属查看评估任务状态、评估时间和报告信息。系统还能对老年人基本信息及近 30 天内的照护风险事件、健康问题、自理能力等数据进行深入统计分析。

2. 智能管理：在保障隐私安全的前提下，利用物联网、大数据和 AI 技术规范各地老年护理服务，提高服务效率和质量。通过系统实现对长护险服务的到岗打卡、服务全程、服务质量满意度的监督管理，解决护理人员是否到岗、工作质量等问题。建立完善的护理服务医保基金支出与服务效果评估挂钩体系，通过可视化图表展示，实现"服务留痕、监管精准、支付科学、发展规范"。

（三）经验借鉴

利用数字化手段开展智慧监管需要多部门合作，完善协作机制，明确权责清单，实现多部门协同、规范化运转、常态化保障。发挥社区工作者的作用，合理使用激励措施，完善监督信息收集和反馈，避免"信息孤岛"，加强数据开发和使用，发现并解决长期照护服务中的问题，提高监管工作质量和效率。

第六节　长期照护综合保障体系[*]

一　长期照护的资金要素

（一）长护险是长期照护资金的重要来源

1. 长护险发展的历程

照护服务的需求日益凸显，养老护理风险已成为我国重点关注的议题。中国保险行业协会与瑞士再保险瑞再研究院联合发布的《中国商业护理保险

---

[*]　本节由杨一帆、王双双、魏小凡执笔。

发展机遇——中国城镇地区长期护理服务保障研究》中指出，2021 年中国城镇地区老年人长期护理服务总需求约为 1.4 万亿元，失能老年人护理人均缺口金额约为 5 万元，长期护理服务保障缺口约为 9217 亿元。

同时，随着中国人口结构的趋势性变化和居民生活水平的提升，预计长期护理服务的需求将在 2030 年达到 3.1 万亿元，并在 2040 年达到近 6.6 万亿元，接近当前水平的 5 倍。目前我国承担失能老年人家庭护理服务费用的主要来源是家庭支出，占所有可用资金的 96%。由此可以看出，失能老年人家庭所面临的严峻的财务压力以及长期护理保障供给的不足，成为亟待解决的问题。

党的二十大报告提出，要健全覆盖全民、统筹城乡、公平统一、安全规范、可持续的多层次社会保障体系。根据官方定义，长护险属于健康保险①范畴。从世界其他进入老龄化社会并实行长护险制度的国家来看，长护险有助于缓解全社会由于老龄化带来的护理服务支出压力，被普遍认为是应对人口老龄化的重要举措和对策。长护险是我国多层次社会保障体系的重要支柱，健全失能老年人长期照护体系，建立起独立的长护险制度，满足失能、半失能人员护理保障需求势在必行。

2. 长护险制度框架

（1）参保对象

2020 年医保局和财政部联合发布的《关于扩大长期护理保险制度试点的指导意见》明确指出，试点阶段从职工基本医疗保险参保人群起步，重点保障重度失能人员，优先保障符合条件的失能老年人、重度残疾人。部分有条件的地方可进行更加深入的探索，综合考虑该地区经济发展水平、资金筹集能力和保障需要等因素，试点过程中逐步纳入失能、失智人员，扩大参保对象范围，使更多失能家庭得到保障。

在各地区实际的试点过程中，在参保对象和保障范围方面，参保人群以城镇职工医保参保人群为主体，有能力有条件的地区逐步将保障范围扩大至

---

① 健康保险（health insurance）包括医疗保险（medical insurance）、失能保险（disability income insurance）和护理保险（long-term care）。其中，最常见的医疗保险包括疾病医疗保险和意外医疗保险。

城乡居民。第一批试点城市中（见表2-14），12个城市已覆盖全体城镇职工、城乡居民基本医保参保人群。成都、广州、宁波、安庆和长春5个城市是在实践过程中将参保对象逐渐放开。第二批试点地区中，10个地区以职工医保参保人群作为保障对象，石景山、乌鲁木齐和呼和浩特三地一开始就将参保对象设定为城镇职工和城乡居民基本医疗保险参保人群，而开封是在制度实施两年后将城乡居民纳入长护险。部分有条件的地方，如吉林长春、江苏苏州等地将参保对象扩大到了城乡居民和中度失能老年人，而山东青岛、广东广州、江苏南通等地则将失智人员纳入保障范围。

表2-14　长护险试点城市参保范围

参保对象	第一批试点	第二批试点
城镇职工	齐齐哈尔、承德、重庆	天津、晋城、盘锦、福州、湘潭、南宁、黔西南州、昆明、汉中、甘南
城镇职工及城乡居民	青岛、上海、长春、安庆、苏州、石河子、荆门、成都、上饶、南通、广州、宁波	石景山、呼和浩特、开封、乌鲁木齐

资料来源：笔者根据各地试点方案自行整理，时间截至2022年10月末①。

（2）筹资机制

从一开始，我国试点城市就严格按照国家政策文件要求，着眼于建立独立的长护险险种，并独立推进。长护险的筹资以单位和个人缴费为主，单位和个人缴费原则上按同比例分担，逐步建立与经济社会发展和保障水平相适应的筹资动态调整机制。

在筹资机制上，目前长护险基金主要以个人、单位、财政和基本医保基金为主要来源（见表2-15），主要是按比例筹资或定额筹资两种方式。参加基本医疗保险是申请长护险待遇的硬性条件，大多数试点城市都建立起了长护险与职工基本医保同步参保缴费机制。城乡居民长护险主要采取按定额筹

---

① 截至目前，全国共49个试点城市，2016年我国在15个城市和吉林、山东2个重点，联系省份开展长期护理保险的试点，本节资料整理仅将吉林长春和山东青岛两个市纳入整理范围，因此本节的政策梳理仅含29个城市。

资方式。采取定额筹资方式的 15 个试点地区筹资标准差距较大，每人每年的缴费金额从 30 元到 240 元不等。除了上海、苏州两市将医保统筹基金作为唯一的筹资来源的试点之外，其余城市均采用多元化筹资方式，如成都、广州是根据职工年龄划分出 3 个缴费标准进行差异化筹资。

表 2-15 长护险试点城市的筹资来源

筹资来源	第一批试点	第二批试点
医保统筹基金	上海、苏州	——
个人缴费+财政补贴	石河子	——
单位缴费+个人缴费	承德、重庆、齐齐哈尔	湘潭、甘南
单位缴费+个人缴费+医保统筹基金	——	天津、福州、南宁、昆明
医保统筹基金+个人缴费+财政补贴	长春、荆门、安庆、南通	——
单位缴费+个人缴费+财政补贴	广州、成都、青岛	石景山、晋城、盘锦、黔西南、汉中、乌鲁木齐
医保统筹基金+个人缴费+单位缴费+财政补贴	宁波、上饶	呼和浩特、开封

（3）评估标准

在评估标准上，2021 年国家医保局和民政部联合发布《长期护理失能等级评估标准（试行）》（见表 2-16），各地长护险失能评估标准逐步规范统一。部分城市仍使用本省自行制定的评估标准。

表 2-16 长期护理失能评估指标

一级指标	二级指标
日常生活活动能力	进食、穿衣、面部与口腔清洁、大便控制、小便控制、用厕、平地行走、床椅转移、上下楼、洗澡
认知能力	时间定向、人物定向、空间定向、记忆力
感知觉与沟通能力	视力、听力、沟通能力

资料来源：2021 年《长期护理失能等级评估标准（试行）》。

长期护理失能等级经专业机构评估确定后，相关机构按规定向评估对象出具评估结论，评估结论是享受长期护理保险待遇的依据。符合待遇享受条件的，根据护理需求，选择护理服务方式、定点护理服务机构等，接受护理服务，享受相应待遇。

（4）服务提供

护理形式主要分为机构内护理、机构上门护理和居家护理三种类型。部分地区如成都、呼和浩特还有亲情护理。护理种类要包括生活照料与医疗护理两大类，部分试点城市还涵盖预防性照护、康复照护与心理疏导等服务，具体服务内容目前全国尚未统一，各试点城市有所区别，主要由协议定点服务机构制订具体的护理计划，按计划提供相应的护理服务。

服务人员包括具备卫生行业的执业护士，养老服务行业的医疗照护员、养老护理员、健康照护员等，部分地区可由经过专业化培训的亲属护理。

（5）待遇支付

长护险基金主要用于支付符合规定的长期照护机构和照护人员提供基本护理服务所发生的费用。根据护理等级、服务提供方式等不同实行差别化待遇保障政策，鼓励使用居家和社区护理服务。对符合规定的护理服务费用，长护险基金支付水平总体控制在70%左右。

试点城市根据失能等级、服务提供方式、参保类型、服务内容等不同，为申请并通过失能评估认定的参保人员提供差别化待遇保障。比如，上海根据护理方式的不同定比支付，养老机构报销比例大于机构上门护理；青岛根据参保类型的不同定比支付；湘潭根据护理场所的不同及天数定额定比支付，且对异地失能人员进行小额资助；苏州根据失能程度的不同按天数及服务的频次定额支付；黔西南根据护理方式的不同按月定额支付给护理机构。

3. 长期护理保险制度的成效

截至2020年我国已开展两批试点，试点成效显著。首先，长护险制度的受益面不断扩大。2022年试点城市参加长护险人数共1.45亿人，累计178万人享受待遇，其中老年人是绝对主体。南通市、重庆市60岁及以上老年人分别占享受待遇人数的91%和93.5%。因此长护险又被形象地称为"体面护送老人最后一程"的保险。2021 年人均报销水平约 1.6 万元，基金支付平均额度占个人基本护理费用负担的 70% 左右。

其次，它在一定程度上推动了养老产业发展。2021 年年底全国长护险定点服务机构增至 6819 个，护理服务人员约为 30.2 万人。仅南通市长护险定点服务机构就从 2016 年的 2 家发展到 351 家，投资总额超 25 亿元，吸收就业人员超过 1 万人。青岛市长护险引导农村劳动人口转型就业为护理员；安庆市探索培育发展长护险辅助器具租赁市场。全国各地，尤其是经济发展程度较高、土地等资源较为充足的省市在与养老相关的房地产、医疗企业、药品等行业也抓准时机借势发展。

最后，老年人幸福感显著提升。试点时间越长的地区，失能老年人依靠退休工资和子女赡养作为护理费用来源的状况改善得越明显。吉林省长春市 86 岁的 K 老人 2021 年入住定点照护机构，每月 5000 余元的护理服务费用，长护险基金能支付 60%，老人自己支付 2000 余元。湘潭市雨湖区居家照护的 L 老人 2021 年 3 月开始享受长护险，护理员每周上门三次，至 6 月底累计上报护理费用 2850 元，长护险基金支付 2040 元，个人仅需承担 810 元，基金支付比例达 71.6%，失能老人家庭经济负担大大减轻。不仅在护理资金上的压力有所缓解，失能老年人接受的养老服务种类及形式上都有很大的改善，养老护理员经过专业化培训后，在服务的过程中会更加关注老年人的心理感受，有利于老年人整体满意度的提升。

试点地区探索形成许多好经验好做法，为失能老年人照料提供了有力保障，有效缓解了医疗资源压力和家庭照料压力。有必要加大建立长护险制度的工作力度，以主动应对人口老龄化程度不断加深带来的失能老年人照护问题和挑战。

4. 长护险试点存在的问题

（1）顶层设计不完善，统筹机制不清

在长护险试点过程中，对于筹资方式、支付方式、参保范围、服务清单、失能评估等方面各地出台了相应的地方政策，互不一致。制度运作模式和路径不成熟，各地"摸着石头过河"，缺乏从顶层的制度设计和指导，以至于地方政府对各单位职能不明确。重庆市反映本市尚不能明确区分长护险经办保险机构、护理需求评估机构、医疗护理服务机构、养老（长期照护）机构等相关参与单位的工作职责。试点地区对各职能部门也有责任不清晰，对长护险相关问题缺乏统一的制度规范，相应的监督和管理、评价体系也很难形成等问题。

从服务供应角度来看，地方政府对各服务主体的定位和引导有待加强。例如，广东省养老护理服务涵盖了家庭承担的基础性照顾工作、政府保障性基本公共服务、社会组织公益性和互助性为老服务，以及企业市场化中高端家政、照护服务，各服务主体极易造成角色错位。从优化资源配置角度看，广东省尚缺乏对居家、社区、机构养老护理服务协调发展的指导政策和资源协调机制，无法实现养老护理服务的功能细分、对口转接和资源共享，造成原本紧缺的资源浪费。

缺乏统一的失能评估标准将影响长护险制度的公平性。目前存在地方执行标准不统一的问题，不仅会阻碍各区域互联互通的实现以及后期统筹层次的提高，而且也会带来地区间的制度不公平性和缺乏横向可比性。2021 年 7 月国家统一评估标准已经颁布，但仍有近 20% 的试点城市未使用国家统一失能评估标准。

（2）参保范围有限

当前大多数试点城市规定的参保对象为城镇职工医保参保者，城乡居民尤其是农村居民待遇享受受限，全社会对城乡居民，尤其是农村居民纳入长护险的期待和呼声很高。在 29 个国家级试点中[①]，有 13 个试点地区的参保对象仅为职工医保参保者，其中第一批 3 个、第二批 10 个。很多试点城市明白需要将参保范围扩大，保障更多对长期照护服务有迫切需求的人员，但"谁出钱""谁出力"的问题一时难以较好地解决。从全国看，与"六普"相比，农村 60 岁、65 岁及以上老年人的比重分别为 23.81%、17.72%，比城镇分别高出 7.99 个、6.61 个百分点。城乡老龄化差距正在不断拉大，农村老龄化程度更高、更严重，形势更紧迫。同时由于农村地区的人均收入较

---

① 截至目前，全国共 49 个试点城市，2016 年我国在 15 个城市和吉林、山东 2 个重点联系省份开展长期护理保险的试点，本节资料整理仅将吉林长春和山东青岛两个市纳入整理范围，因此本节的政策梳理仅含 29 个城市。

低，且劳动强度大、医疗条件和保养意识都相对薄弱，加上老龄化城乡倒置的问题[①]，农村地区迫切需要长护险制度来应对失能风险。

目前，中轻度失能老年人和失智老年人保障不足，是绝大多数的长护险试点地区首先关注重度失能群体，再是重度失智群体，将中度失能人群和中度、轻度失智人群排除在外。在 29 个试点城市中，27 个并未将不同程度的失智人群纳入长护险支付范围。国家医疗保障局的数据显示，截至 2019 年 6 月底，第一批的 15 个试点城市加上吉林和山东这两个重点联系省份，参保人数达到了 8854 万人，而待遇享受人数只有 42.6 万人，仅占参保人数的 0.48%，虽然相比于 2018 年年底的 0.4% 有所上升，但保障力度明显不足[②]。

很多城市对特殊困难群体在缴纳长期护理保险基金时有政策优惠，但是，特殊困难职工如何认定没有标准，由谁认定也存在困难，困难职工缴费难度大。此外，《国家医疗保障局　财政部关于扩大长期护理保险制度试点的指导意见》（医保发〔2020〕37 号）明确规定，未经国家医保局和财政部同意，各地不得自行扩大试点范围。

（3）筹资机制缺乏可持续性和分层设计

当前长护险资金的筹集对医保基金的依赖性明显，显著缺乏可持续性。半数城市将医保统筹基金作为唯一融资来源，其他多元化筹资试点城市也严重依赖医保基金。只有南宁、上饶、盘锦、石河子 4 个城市对试点方案中列出的个人缴费或单位缴费设定了具体缴费标准并单独收取费用。这意味着，虽然大多数城市看似采取了多种筹资方式，但从实际的资金占比来看，它们对医保资金的依赖程度很高。截至 2019 年上半年，医保基金占筹资来源的 90% 以上，长护险要走上独立收支的道路任重道远。

同时，当前大部分试点城市在进行资金的筹资时，尚未依据参保人的不同情况采用分层设计[③]。在目前的试点城市中，只有成都市和广州市根据参

---

① 姚虹：《老龄危机背景下我国长期护理保险制度试点方案的比较与思考》，《社会保障研究》2020 年第 1 期。

② 郭金龙、李红梅：《人口老龄化加速迫切需要扩大我国长护险试点——基于我国 28 个长护险试点方案的比较与思考》，《价格理论与实践》2021 年第 7 期。

③ 徐银波：《论我国长期护理保险制度试点中的争议问题与理论回应》，《西南政法大学学报》2021 年第 2 期。

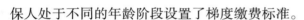

保人处于不同的年龄阶段设置了梯度缴费标准。

（4）支付方式亟待规范

在支付方式上，主要存在缺乏多样化支付方式、保险金额不足、保障范围狭窄等问题，大部分试点地区并未考虑参保人的具体失能程度或者实际护理等级，而是简单依据护理场所及护理形式的不同，采用按床日或服务时长定额给付、护理费用定比给付甚至定额包干等较为粗放的给付方式，这样的支付方式存在一定的不公平性，亟须一个相对统一合理的待遇给付方式。

其次，长护险各城市基金支付范围单一情况突出，保障范围也缺乏全国统一标准。例如，湘潭市长护险基金仅支付护理服务费用，但重度失能人员需求是多元化的，比如防压疮床垫等辅助器具租赁服务以及一次性耗材等均不在长护险保障范围之内，长护险基金支付范围急需进一步扩大。针对老年参保人医疗护理需求，广东省已将压疮护理、特殊疾病护理等纳入医保诊疗项目目录。各试点地区护理项目内容差别较大。长护险应以保障基本生活照料为主，以保障医疗护理为辅，但在实际试点中，有部分城市未分清主次，对医疗护理给付比重较大，也导致与医保基金难以明确边界。

除此之外，各试点城市在"基本生活照料服务和相关医疗护理服务""上门评估费"等项目上基金支付范围不一致，未来改进空间大。此外，虽然政策中明确长护险待遇不得与医保、工伤、生育保险等其他社会保险支付的费用同时享受，但在具体项目及类别上仍没有给出具体的界定，在具体执行过程中仍然存在体制和标准上的问题。由于当前我国医保基金难以直接与养老护理机构进行结算，产生了对有效需求与供给的双重挤出效应，即失能、患病老年人由于收入有限难以支付费用，导致有效需求减少①。

最后，在中国，老年人随子女居住的现象普遍存在异地居住参保职工多，且居住分散在全国各地，导致异地居住（统筹区外）失能人员面临异地评估、待遇享受、服务监管的困难，这种现象需要在全国范围内更加引起重视。

---

① 封铁英、南妍：《长期照护养老模式实践逻辑与路径再选择——基于全国养老服务业典型案例的分析》，《公共管理学报》2020 年第 3 期。

（5）护理服务供给不足

目前我国护理服务体系建设薄弱。截至 2020 年年底，全国共有两证齐全的医养结合机构 5857 家，医疗卫生机构与养老服务机构建立签约合作关系的有 7.2 万对，两证齐全的医养结合机构床位数达到 158.5 万张。尽管国家鼓励医疗卫生机构与养老服务机构之间积极合作，切实提高医养签约服务质量，鼓励医疗资源丰富地区的部分二级医院转型为康复医院，但二级、三级医院与养老机构开展签约合作，向养老机构提供医疗护理服务的内在动力不足，而基层医疗机构尽管有提供护理服务的意愿，但在实践过程中，在收费标准、薪酬分配、药物目录等方面都还需要继续完善。

此外，护理服务收费标准存在缺失或过低。以广州市为例，一级、二级、三级护理收费标准是每日 33.33 元、24.83 元、10.61 元，而北京市相应级别的护理收费标准是每日 50 元、26 元、20 元，上海市相应级别的护理收费标准是每日 60 元、42 元、30 元，广州市的护理类服务项目收费明显低于北京市和上海市。护理类服务项目收费标准过低直接影响护士的职业认同感及工作积极性，不利于护理队伍的稳定。部分"互联网+护理服务项目"没有收费立项，无法开展，制约了护理的发展，不能满足患者的需求。

（6）养老护理服务能力严重不足

当前养老护理员队伍建设滞后，专业人才匮乏，人才供需矛盾突出，严重制约了养老服务业的健康发展。依据国家卫健委 2021 年提供的数据，我国失能失智老年群体约有 4500 万人，持证的养老护理员只有 50 万人。然而，按照全失能老年人照顾比例 1∶3、半失能老年人照顾比例 1∶6 的标准，需要养老护理人员 750 万人。即使在考虑家庭照护资源后，仍有巨大的养老护理人员缺口。在人力资源和社会保障部近年发布的"全国招聘大于求职'最缺工'的 100 个职业排行"中，养老护理员居于前列。根据北京民政局的数据，北京养老服务从业人员共约 3.2 万人，其中养老护理员约 1.6 万人。广东省目前养老服务相关从业人员约 4 万人，其中仅有 8000 多人取得职业资格证书，仅广东省养老护理员缺口就达 36 万人，这还不包括从事居家养老服务的人员。

随着社会经济的快速发展、社会老龄化速度的不断加快，卫生健康行业不断发展，老年护理服务体系不断完善，覆盖急性期救治、慢性期康复、稳定期照护、终末期关怀的护理服务新格局逐渐形成，急需高质量专科护理的发展来满足社会需求，建立起长期稳定的职业养老护理队伍任重道远。

在职业教育方面，老年专科护士培养体系尚未完善，多类型人才缺乏。养老服务与管理专业均未纳入本科及研究生专业目录，全国仅有 290 多所职业院校开设了老年服务与管理专业（2021 年更名为智慧健康养老服务与管理专业），每年招生不足 4000 人，不利于养老服务高层次人才培养。以广东省为例，专科护士培养在培训、考核、认证及管理上均未形成统一标准，专科护士培养体系还须进一步完善。根据行业信息，养老护理员从业时间低于 5 年的占比 71.3%，养老机构新增护理人员的流失率高达 50%，这都严重制约了养老服务质量提升①。更加需要注意的是，目前我国的养老护理人才培养结构失衡，重医疗护理轻养老护理、重学历教育轻在职人员培养、养老护理相关专业院校地区分布与养老需求不尽匹配、养老护理人才培养产教融合广度和深度不足，校企合作机制仍难落地等问题需要改进，尤其是经济欠发达地区与珠三角地区的服务能力发展不平衡，人才队伍建设需大力加强。

（7）未建立全国统一的长护险信息系统

目前，我国养老护理服务规划、资金配套、标准制定、长期照护、护理人员培训鉴定等散见于不同政策，由不同部门牵头，缺乏及时信息共享。若不能建立协调机制，统一共识，供需差距将进一步加大。国家及市级层面相关基础数据虽有整合，但具体相关业务数据还主要存于各部门，为更好统筹资源、数据信息有待进一步共享。

试点城市大多使用的是承办机构的信息管理系统，各自为政，存在对失能老人、家属、护理人员等个人信息过度采集现象，参保人员个人信息泄露风险较高。单靠一个试点城市开发长护险信息系统，不但受人力、财力及技术水平制约，也会造成浪费。由于资金的限制，有些试点城市还未建立本市的长护险信息管理系统；部分试点城市，如重庆市，建成了市级层面的信息化系统，能够较好地保持各部门之间的信息畅通，有效提高工作效率。

---

① 广东政协网：《关于加强养老护理员队伍建设，积极应对人口老龄化的提案》，2022 年 1 月 20 日，https://www.gdszx.gov.cn/zxhy/qthy/2022/wyta/content/post_27656.html，2023 年 1 月 15 日。

（8）康养产业不健全

多地反映长期照护相关产业不健全。失能人员或家属要求居家自主照护，要求现金补助到人的意愿强烈，社区或机构护理意愿低，带动康养产业发展等一系列社会效应不明显。部分城市如汉中市，受经济基础条件限制，辅具租赁产业发展滞后，尚无机构提供服务。长护险对社会资本投资护理服务产业的引导作用不明显，服务机构少、服务收费高，现有长护险护理服务机构参差不齐，护理专业人才"一高三低"等问题突出，严重制约了长护险市场化发展，需要顶层设计政策引导。

（二）长期照护资金的其他来源

1. 社会保险是长期照护资金体系的根本保障

我国在养老、医疗、工伤、失业、生育 5 项社会保险之外，自 2016 年开始，已经开始在全国逐步推行长护险，为失能群体体面养老提供保障。目前，与长期照护养老服务相关的社会保险包括基本医疗保险和长期护理保险，完善相应的健康保险制度对我国长期照护服务体系的建设极为重要。

国家推进长期照护的《关于推进医疗卫生与养老服务相结合的指导意见》等系列政策文件，均明确提出了完善健康保险制度的相关内容："稳步推进长期护理保险制度试点，适应失能老年人基本护理保障需求。鼓励商业保险将老年人预防保健、健康管理、康复、护理等纳入保障范围。""探索建立多层次长期照护保障体系，开发包括长期商业护理保险在内的多种老年护理保险产品，鼓励有条件的地方探索建立长期护理保险制度"。实践证明，社会保险报销显著减轻了老年人使用长期照护服务的经济负担。

基本医疗保险是为补偿劳动者因疾病风险造成的经济损失而建立的一项社会保险制度，基本医疗保险也是失能老年人长期照护资金体系的重要来源。"十三五"期间，中国建成世界上规模最大的社会保障体系，基本医疗保险覆盖超过 13 亿人。2022 年 5 月 12 日，中共中央宣传部举行"中国这十年"系列主题新闻发布会，国家发展改革委副主任胡祖才在会上介绍，党的十八大以来，社会保障网全方位织密织牢。截至 2021 年，基本医疗保险的参保人数达 13.6 亿人，参保率稳定在 95% 左右，报销比例持续提高。以东莞市为例，2022 年是东莞医保改革 30 周年的重要节点。东莞市为全市 600

多万参保人支撑起规模庞大的基本医疗保障网，也构筑起守护人民健康的铜墙铁壁。东莞市 2020 年医保缴费基数为 5305 元（见表 2-17），在基本医保的报销上，根据医院不同、治疗花费不同，划分了不同的起付标准和报销比例（见表 2-18）。我们可以看出，基本医疗保险在照护体系中发挥着重要的作用。

表 2-17　东莞 2020 年基本医保缴费规则

缴费对象	缴费基数（2020 年）	缴费费率（%）	缴费金额（元/月）
在职职工	5305 元	单位 1.6	84.8
		个人 0.5	26.5
城乡居民	5305 元	财政 1.2	63.7
		个人 0.9	47.7
灵活就业人员	5305 元	个人 2.1	111.4

表 2-18　东莞医保住院报销细则

医院类别		一级医院	二级医院	三级医院
起付标准		500 元/次	800 元/次	1300 元/次
报销比例	8 万以下（含）	95%	90%	85%
	8 万—16 万（含）	85%	80%	75%
	16 万以上	75%	70%	65%
报销限额/年		50.9 万		

注：14 岁以下儿童起付标准降低一半，退休人员报销比例高 5%。

2. 政府补贴是长期照护必不可少的资金来源

在我国，政府是承担养老服务供给的首要责任主体，承担着关键的供给职责。这意味着政府在养老服务领域拥有主导地位，负有提供适当和可持续的养老服务的责任。包括制定相关政策、法规和标准，建设养老设施和机构，推动养老服务的发展和改进。政府还要确保服务的普惠性、平等性和质量，保障老年人的权益和福祉。在中央财政支出方面，2022 年上半年，我国中央一般预算支出 15.63 亿元，比上年同期增长 5.8%，其中社会保障和就业支出 2019.7 亿元，比上年同期增长 3.6%。卫生支出 11.259 亿元，比上年同期增长 7.7%。新冠肺炎疫情显著增加了政府在医疗保健领域的支出，但政府财政预算应进一步增加人民生活支出的比重，其中包括养老服务。

如今，政府养老金补贴仍主要采取"供方补贴"的形式，即主要向民办养老机构中的床位补贴、房租补贴、保险补贴、护理补贴等养老服务提供者提供补贴。然而，这种"供方补贴"的方式使无法获得相关机构服务的老年人的长期护理保障被剥夺了。政府要进一步优化补贴机制，根据老年人的不同情况，探索分类别的养老金补贴标准和方案。

除了在政府财政预算中列支以外，还应拓展其他资金来源渠道，如慈善捐赠基金、福利彩票基金等。现有养老服务补贴、高龄补贴、残疾人护理补贴、特困供养人员补助、计划生育特殊家庭扶助金等财政投入的各类补贴、津贴，尚未能与长护险有效整合，财政资金的拉动作用发挥不充分。未来，政府可以更加有效地整合各类为老服务资金，充分发挥好政府财政补贴"保基本、兜底线"的作用。

3. 商业保险是长期照护日益重要的资金来源

商业保险在长期照护中的地位越来越重要。它提供经济保障、多样化的保障选择，促进市场发展，进行风险管理，并不断创新和改进长护险产品。商业保险与政府补贴等其他资金来源相结合，为个人和家庭提供全面的长期照护保障。

自 2016 年中国人民银行、民政部、银监会、证监会、保监会联合发布《关于金融支持养老服务业加快发展的指导意见》，商业保险行业在政策倡导下开始意识到自身专业性、风险管控等资金保障优势，以及老年护理保险的巨大商机，逐步参与到长期照护服务中来。

商业照护服务，强调个人自愿，市场运作，主要依靠商业照护保险以及商业保险定点服务机构，提供失能老年人个性化的更高水平的长期照护服务。健康险、意外伤害险、防癌险等都是我国目前比较适合老年人的商业险种。老年人或者有需求的青年人也可以选择适合自己的商业照护保险，做到未雨绸缪，为自己的健康提前搭建起防护墙。

我国建立起的多层次多支柱的失能老年人长期照护体系，在筹资方面，可考虑以社会保险模式为主，把长护险作为独立险种筹资；在服务提供方面，则应鼓励社会化和市场化，引导社会力量、社会组织参与；在满足多层次需求方面，还要鼓励商业性长护险和慈善公益的发展。逐渐形成以社会救助为基础、社会保险为主体、商业保险和社会慈善为补充的多层次多支柱体系。

（三）长期照护资金要素存在的问题及对策

1. 长期照护资金要素存在的问题

（1）尚未形成统一的资金保障体系

可持续的资金支持是大力推动长期护理服务发展的重要条件。目前，国家出台的多项政策文件缺乏具体的金融支持方案和健全的金融支持体系，各级地方政府没有一套行之有效的参考标准，一些领域的金融支持没有合理衔接。长期护理的实施，多头治理不利于政策落实。同时，现有财政投入的各种补贴，如养老补贴、老年补贴、残疾人护理补贴、特困人员补贴等，还没有有效融入护理保险和吸引财政的作用，资金没有得到充分利用。此外，城乡居民人寿和养老保险基金保障水平很低，还有很大的提升空间。

（2）长护险制度筹资渠道单一

长护险制度为提供护理服务以及享受长期照护服务的人员提供资金，是长期护理保障体系的重要组成部分，长护险实现独立收支对完善长期护理保障体系十分重要。目前，较多试点城市仍然是从医保基金中定期划拨长护险基金，长护险制度还未建立起独立的筹资渠道，这会在一定程度上降低医保基金自身的稳定性，也不利于长护险制度的可持续发展。长护险筹资过于依赖医保基金容易导致诸多问题，一方面，在当前以收定支原则下，较低的收入使待遇支付标准较低；护理服务项目的有限以及护理形式的单一，也使部分参保的失能老年人获得感不足、满意度偏低。另一方面，相关部门为老服务资金投放分散，且主要针对健康老年人，保障自己给付力度也较低，对失能群体的保障不足。

（3）长期照护资金保障资源分配及使用不平衡

大多城市尚未注意到资源分配的城乡差异，农村居民普遍没有纳入保障范围，也无法如城市居民般便利实惠地使用长期照护服务，影响农村失能老年人的长期照护服务利用，严重影响长期照护服务的地域公平性。而且各地政府为了尽可能保证补贴效果，向公立机构、特色模式等资源倾斜。基层、小型医养结合机构由于自身基础弱，存在拓展健康养老业务和转型困难等问题。资源的分布不均最终导致少数大型长期照护机构人满为患，部分地区甚至出现"压床"现象，医疗资源和医保资金浪费严重，资金运营效率低下，而大多数小型机构难以成为长期照护机构，即使转型也是因为高昂的价格门可罗雀，难以持续运营。

2. 长期照护资金要素的发展对策

（1）保障长期照护资金体系的制度化

合理稳定的资金保障体系是长期照护服务实现"质的飞跃"的前提。要想使长期照护服务体系可持续运行，构建起合理稳定的资金保障体系尤为必要。目前虽然整体上营造了相对稳定有利的政策环境，但缺乏具体明确的财政支持计划和合理的资金保障体系，各级政府的积极性依然不高，市场整体疲软。未来想要建立起全国性的长期照护服务体系，就必须根据试点地区经验，需要实现社会保险、政府补贴、商业保险保障体系的统一化、制度化，还需要明确卫生、社保和民政等政府部门的职责所在，保证各部门各司其职，防止多头治理带来的效率低下或无人治理的尴尬局面，为其他省市地区开展长期照护服务提供较详细的资金支持范本和行政指南。

（2）建立起长护险独立的筹资渠道

长护险应成为社会保障制度框架中的一个独立险种，因此建立独立筹资机制十分重要，有利于提高制度的运行效率和可持续发展的能力。国家层面可给予企业部分资金优惠，既能减轻企业负担，又能保证单位缴费部分不再从职工医保基金中划拨。各省市应对长期护理基金单独建账，国家层面新设管理部门对其进行统一管理。同时在国家层面建设专项预备金，当试点城市有需求时可向国家申请使用，能够在一定程度上缓解经济发展程度不均造成的不平等，最大化保障需要长期护理服务的失能人员，为失能人员家庭最大化减轻经济负担。同时，拓展筹资渠道，鼓励商业融资，吸引社会资本，鼓励社会组织的广泛参与。

筹资机制可根据不同收入与家庭结构的群体进行分层设计，在确保总体筹资金额的条件下将筹资在不同收入等级的人员中承担，这样有梯度的筹资设计体现了筹资的科学性和公平性，不仅可以提高筹资额度，还可以控制风险实现整体效率的提升。建议从政策层面鼓励各地区将筹资机制更加合理化，尽可能进行分层设计，确保资金运行的可持续发展。同时，可以建立专项预备金以增强机制抗风险能力，维护长期护理保险机制的稳定性。另外，长护险的费率需要不断适应通胀率以及医药价格等的变化，进行动态调整；稳定物价对于维护长护险机制的稳定性，也有重要作用。

（3）追求长期照护资金配置的公平性

一提到资金配置的公平性，农村居民、城乡居民始终是短板，本书关注的长期照护服务也一样。由于农村家庭功能弱化、老年人对长期照护服务需求的增加以及本身医养条件薄弱等因素，农村地区发展长期照护服务迫在眉睫，但政府支持不够、基础设施落后、筹资渠道单一狭窄等问题，农村长期照护服务陷于泥沼，与城市各试点地区如火如荼的状态形成鲜明对比。要想突破农村困境，必然需要政府树立资源公平意识。首先，完善农村医疗护理设施网络及相关的基础设施建设；其次，通过完善社会保险和增加政府投入，为建立适合农村的多元筹资渠道奠定基础；最后，鼓励社会救助、志愿力量来保障农村长期照护服务的持续发展。除城乡差异外，不同性质的服务机构的资源倾斜也应受到政府关注，需要注意公办、公建民营、民办等不同性质的服务机构之间的支持区别，合理引导不同性质服务机构发展方向，有意识地培育基层机构以及鼓励资金雄厚的机构逐步塑造个性化的老年服务品牌，丰富长期照护服务的类别，并完善相应的监管。

二　长期照护的人才要素

养老护理员是养老服务的主要提供者，也是养老服务人才队伍的中坚力量。我国医疗护理主要是对护士进行培训，围绕着疾病、治疗、护理进行配合，而且90%以上的护士都在医疗机构工作。而对于老年人的照顾，特别是对于失能半失能老年人，现在还是由医院里的护士负责，还没有走进家庭、走进社区，面向生活、面向社会的专业护理队伍。所以，建立养老护理团队实际上是需要创立的新业态。

（一）长期照护人才体系建设现状和问题

1. 长期照护人才体系建设现状

近年来，各部门各地在医养人才培养培训、人才激励、人才评价改革等方面做了不少有益探索。在人才培养上，教育部逐步加强对长期护理（养老护理）的学历教育，尽管高校在专业的设置上往往落后于社会发展的实际需要，但近年来，部分高校逐步认识到养老相关专业的重要性，逐步增设"老年服务与管理""老年护理学""老年康复学""老年事业管理"等专业，老年照护学历教育逐渐正规化、专业化。另外，本科院校、高职院校、中职学校、各地各类公办人才培训中心、工青妇等群团组织办的学校和培训机构都依据实际情况，对各类型养老服务人才不同程度地开展了短期技能培训和远程教育培训工作。此外，还有相关部门依托养老培训基地，以工学结合、校企合作等方式开展养老护理员"订单式"培养，扩大养老人才培养规模。

2016年3月，民政部办公厅下发《关于开展千名养老护理员职业技能培训和推荐就业的通知》，历时近9个月、前后共8期的培训班，使1003名来自罗霄山贫困地区的学员系统学习了老年人生活照料、技术护理、康复护理、心理护理等内容，基本掌握了初级养老护理的基础知识和技能。2023年10月，全国老年综合评估技术暨老年人能力评估师培训班（第十七期）暨2023年国家级继续医学教育项目"老年综合评估进展培训班"在重庆成功举办。来自全国9个省（自治区/直辖市）的120余位老年医学及老年健康服务专业人员参加了此次培训。本次培训有利于推动老年综合评估老年医学核心技术的广泛应用，规范开展老年综合评估工作，优质服务于老年患者，助力国家的健康老龄化建设。

此外，人社部、民政部等高度重视养老服务人才培训工作，为负责培训的机构提供培训补贴和鉴定补贴，充分调动养老服务人员参与培训和鉴定工作的积极性。各地方政府也在积极探索。江苏、浙江、山东等地对首次选择养老服务职业的人员提供一次性经济补贴，称为"入职补贴"；北京市民政局印发《关于加强养老服务人才队伍建设的意见》，出台养老人才优待政策，文件明确指出，"护理员干得好可留京养老"。

最后，在长期护理专业化人才的评定上，2019年10月，《养老护理员国家职业技能标准》（2019年版）对于指导老年护理人员培训、认证专业技能水平、提高老年护理人员专业技能、规范和发展老年人生活护理服务、扩大老年护理服务供给和保障等发挥了重要作用，有利于推动养老服务利用。

2. 长期照护人才体系建设中存在的问题

（1）养老服务人员紧缺

老年护理、安宁疗护等一直是我国护理领域的短板弱项。在一些发达国家，从业人员与机构收养老人的比例一般是 1∶4.57。根据《养老机构岗位设置及人员配备规范》国家标准，养老护理员与自理老人比例不低于 1∶16①，据此测算我国目前对养老护理员的需求多达 800 万人。根据民政部数据，截至 2020 年年底，全国养老机构从业人员有 61.5 万人，其中养老护理员约 32.2 万人，服务供给量严重不足，且人力队伍呈现年龄普遍偏大、知识文化水平普遍偏低的特点。

（2）养老服务人才培养体系不完善

养老护理员目前还未成为专业的职业设置，从业人员整体文化水平偏低，缺乏职业认证和专门的职业培训，无法满足群众多层次的护理服务需求。在职业教育方面，老年专科护士培养体系尚未完善，多类型人才缺乏。养老服务与管理专业均未纳入本科及研究生专业目录，不利于养老服务高层次人才培养。目前大部分省市区的专科护士培养在培训、考核、认证及管理上均未形成统一标准，专科护士培养体系还须进一步完善。

（二）长期照护人才体系建设导向

1. 明确人才培养定位和理念，完善人才培养体系

老年人长期护理人才属于技术型人才，人才培养必须根据市场需求明确职业发展目标。截至 2023 年 9 月，全国各类养老服务机构和设施总数达 40 万个、床位 820.6 万张，其中养老机构 4.1 万个，床位数 512.1 万张；社区养老服务机构和设施 35.9 万个，床位 308.5 万张②。专业护理人员为老年人提供持续、专业、完善的医疗护理还有很长的路要走。各地要根据市场需求开展培训，尽快完善老年护理人员培训和职业培训体系，实施多阶段教育，打造长期护理人员多层次培训，中等职业学校、高职、本科和研究生学习及晋升渠道。同时，为志愿加入长期护理团队的非专业学生开设长期护理课

---

① 中华人民共和国民政部：《民政行业标准：养老机构岗位设置及人员配备规范》，2022 年 2 月 24 日，https://www.yanglaocn.com/shtml/20220224/1645670803130794.html，2023 年 2 月 28 日。

② 参见《为老年人描绘可感可及的幸福图景——2023 年养老服务工作综述》，2024 年 1 月 16 日，https://www.mca.gov.cn/zt/n2782/n2786/c1662004999997139/content.html，2024 年 4 月 22 日。

程，拓展养老护理人才培养渠道①。

2. 加强顶层设计，完善课程体系

从教育源头入手，适应供给侧结构性改革需要，结合未来需求预测，加快发展老年护理人员梯级教育，建立以高等职业教育为主体，结合中等职业教育、高等职业教育、应用型教育、本科教育、研究生教育，形成梯级的人才教育培养体系。计划在高等院校和职业学校增设老年医学、护理、营养、心理学等与养老相关的领域和课程，扩大人才培养范围，将护理人员培训与学历教育结合起来。积极发展老年护理服务应用型本科教育和专业研究生教育，建立以职业道德、基础知识、生活护理、初级护理、康复护理、心理护理为主体的教学体系。同时，进一步深化产教融合、校企合作，鼓励研究型大学增设社会学、老年学、护理学、康复学等健康研究领域的博士点，为社会公众（特别是养老机构和大学）培养和提供创业基础和高素质教学科研人才。

3. 增加养老服务供给，扩大招生规模

解除职业招生计划的限制，鼓励自主招生、注册普通教育、成人教育和高等学校教职工培养。鼓励和支持老年医学专业打破吸收障碍和限制。此外，随着学科点的增加，单独招生、招生计划的增加，逐年扩大招生范围，满足社会需求。同时，减少培训护理成本。一是为老年人提供免费教育，普及护理知识。建议政府效仿免费教师培训等成功做法。二是通过社会彩票公益基金项目支持，加强国家奖助学金对学生的支持。三是将政府对护理服务人才的部分"入门补贴"安排到教育教学中，以鼓励和支持高校和学生。四是对养老服务专业院校给予财政支持。五是把招生、就业和精准扶贫挂钩。鼓励职业院校打破养老服务领域地域限制，提高贫困地区入学率，与贫困地区精准扶贫和促进就业挂钩。

4. 促进产学研互动，提高学生应用能力

深入推进产教融合。医护人才实践性、适用性很强，培养过程需要政府部门、院校、工业企业等多方通力合作，打造产教深度融合的人才培养体

---

① 许馨文、傅映平：《老年护理人才培养模式研究进展》，《护理研究》2019 年第 2 期。

系。鼓励技工院校以市场为导向，打造特色领域，采取校企合作、订单培养等方式，实现专业链与产业链、人才培养规范与企业岗位要求对接，为人才培养提供支撑。为医疗保健行业提供资源。职业院校、医疗机构建立校企联合招生机制，建立校企深度合作的"双主体"体系，建立一体化、协调联动的育人机制。

三　长期照护的数据要素

（一）长期照护数据要素的内涵与意义

在数字经济时代，数据已经成为最重要的战略资源与核心资产。数据对于经济活动和社会生活的巨大价值，也映射到积极应对老龄化的现实场景之中。长期照护领域也要紧跟数字化时代的快速发展，对相关的数据要素提升重视程度，并加强利用，充分激发数据资源的活力。

1. 长期照护中数据要素的内涵与基本特征

数据是一种新的生产资料。习近平总书记多次强调，要构建以数据为关键要素的数字经济，在创新、协调、绿色、开放、共享的新发展理念指引下，推进数字产业化、产业数字化，引导数字经济和实体经济深度融合。如今，数据已经成为新型、数字化生产要素，与土地、劳动力、资本和技术等传统生产要素数字化一起，构成了新时代的新生产力，推动人类社会进入数字经济新领域、新阶段。

数据资源作为生产要素，一方面是它能提高经济运行体系中原有要素的价值转化效率，促进生产效率提升；另一方面是数据本身就能产生新的价值[①]。数据资源有三个方面的特征：一是技术依赖。数据要素的获取、存储、加工与应用，需要广泛的信息基础设施予以支撑，否则数据将难以存在，无法凸显其乘数作用。二是资源增值。并非所有的数据都具有生产所需要的基质，只有随着分享范围的扩大，以及数据挖掘深度的增加，才能真正地提升其使用价值。三是社会应用。数据要素往往附着在复杂的社会关系之上，可以同时供应给多个主体长期反复使用，这使得权利分离成为一种常态，具有了较强的社会属性，特别是大量基于互联网而产生的数据尤甚于此。同时，

---

①　史丹、邓洲：《促进数据要素有效参与价值创造和分配》，《人民日报》2020年1月22日。

在政府、企业组织内部，数字化的信息管理方式产生了大量结构化的数据，因其社会性而蕴含重要的价值。

只有按照一定的规则将有逻辑的、有意义的数据加工成信息，并进行综合、提炼、归纳形成特定的知识，才能产生真正的要素价值，具有了市场化的基础条件。数据价值又是与其生命周期环节密切①相关的。在这一过程中，数据价值决定着数据全生命周期的长度，同时数据价值也会随着时间的变化而递减。在长期照护的实践中，数据要素市场化的过程同样遵循了这样的规律，即数据价值取决于过程持续的时间，特别是数据整合与应用的效能，以及数据应用规则的制订与实践上。

2. 培育长期照护数据要素的市场意义

数据要素市场的建设，需要政府、企业和社会组织等不同主共同参与。数据资源作为重要生产要素蕴藏了巨大的价值，被认为是面向未来的数字经济的"石油"。数据资源整合是做好长期照护工作的重要内容之一，数据包括失能老年人的数据、养老护理员的数据、养老护理机构及各类型医养结合机构的数据以及资金管理数据等。医疗健康是专业度极高的领域，越来越依赖于数据的生成、存储、处理和传输，而数据的获取及分析对提高行业企业、政府及国家竞争力都具有战略性的意义。

（二）长期照护数据资源建设与发展现状

近年来，我国陆续出台了《关于促进和规范健康医疗大数据应用发展的指导意见》《健康中国 2030 规划纲要》等一系列政策文件，在一定程度上激发了全社会加快医疗健康领域大数据应用发展的热情和行动。在大健康时代，随着人工智能的快速发展，数据资源价值开发的深度和广度大大增加，在养老服务领域产生了积极的影响。因此，加快培育长期照护相关数据要素市场，对激发活力、产业升级和跨界创新具有重要意义。

尽管数据作为一种新的生产要素被视为数字经济时代的"石油"，但其价值不在于数据本身，而在于对数据应用分析所产生的洞见。因此，如果无法对数据进行有效的分析和应用挖掘，这些数据也将会如同深埋地下的原油

---

① 数据要素全生命周期指的是某个集合的数据从产生或获取到销毁的全过程，一般被分为采集、存储、整合、呈现与使用、分析与应用、归档和销毁共六个阶段。

一般难以发挥实际的作用。

目前，各省市区正就医疗数据要素市场化陆续出台相应的布局规划，并逐步落实。值得一提的是，虽然"遍地开花"的方式有助于我们在实践中找出更适合的方式，但各地区标准不一导致新一轮"数据孤岛"的存在，需要国家层面在标准上进行统一。

随着数据要素市场培育的加速推进，一段时间后，或许我们就能够看到医疗数据作为要素市场化流转的进展——但是，鉴于数据要素不同于传统生产要素的特征，匹配得较为理想的制度建设还需要经历较为漫长的过程。

（三）长期照护数据要素发展的主要挑战

长期照护数据要素市场化仍然存在一定的困难，主要体现在以下三点。

首先，与长期照护各主体相关的数据分布在各个主体机构，这也是最主要的困难。政府、医疗机构、科研院校及部分健康医疗企业等机构组织，在长期的业务中都积累了大量的健康医疗数据资源，并成为各类健康医疗数据的实际拥有者和控制者。而养老机构、医疗机构就诊的老年人的数据又分属不同的企业、机构，这些都直接导致了数据权属难以界定。权属不清晰将会引发数据要素保存、治理、流转等一系列问题。更为关键的是，出于对自身所控制的数据资源的保护，各个主体共享数据的意愿各不相同。一系列问题都导致数据难以采集共享，数据的采集工作异常艰难。

其次，数据质量参差不齐。例如，在同一区域，三级医院、二级医院和基层医院所收集的数据质量差异就非常大。除了受设备、业务质控等因素的影响，数据质量主要还受两点因素影响：信息化企业的数据采集标准和数据采集能力不一致。当实施方（比如地方卫健委）想要采集特定数据时，就会发现生成这些数据的系统建设标准与库表结构各自不同，即便按统一标准采集起来，解读也非常困难。另外，不同机构信息的采集模式不一样。比如三级医院和大部分二级医院是通过直接连通数据库的方式获取数据，数据质量相对有保障。但很多基层医疗机构受限于信息化能力不足，采用手工填报的方式。加上基层医疗机构的医生不足，数据上报工作只能委托护士或者非医疗行业的人完成，这些群体填写的数据就会参差不齐。总体上就会导致同一个主体采集的数据质量差异极大，根据"木桶效应"——质量较低的数据入库会使整体的数据质量变低，从而使其难以利用。不仅基层医疗机构如此，标准化程度不高的养老院、养老机构也存在此类问题。

此外，就是经济性的问题。不同于传统上将数据视为一种资产，在未经处理无法产生价值的前提下，用负债来描述这些数据对所有方的价值可能更为精准。数据在存储和管理层面都会对医疗机构和相关机构产生大量的经济成本，如果没有应用场景，数据管理的负担很重。而目前，医疗健康数据的应用现状也不胜理想，呈现出"孤岛效应"和应用场景较少等特点。

最后，大数据时代面临着伦理问题。一方面，数字社会的海量数据带来了智能化、精细化的优质服务，智能监控给政府管理和决策带来了极大便利；另一方面，道德问题，例如盗用和数据泄露也随之而来。以长护险为例，如果长护险索赔人、评估员和评估机构涉及泄露财务、政府情报和医疗数据，犯罪分子可以利用其身份从事犯罪活动，给被盗身份者造成不可估量的损失。如果缺乏数字伦理标准，无论数据库多么完善，也会出现"不敢用"或"不能用"的问题。面对即将到来的数字化，如何构建适应数字社会的伦理文明，为人类带来数字福祉，是智能监控必须面对的挑战。

（四）推动长护数据要素市场发展的对策

老龄化背景下，对失能人员的长期照护是一项复杂的、系统的、长期的工程。数据作为生产要素，在推动长期照护良性发展，促进科技创新和产业升级上能够发挥巨大的作用，要想推动数据要素市场发展，建议做好以下几点。

1. 统筹推进长期照护政府数据资源开放共享

数据的开发利用是产生价值的过程，目前可利用、可开发、有价值的数据大多在政府手中。因此，加大和统筹推进长期照护政府数据资源的开放共享是各项工作的重中之重。其中，卫健部门和民政部门之间应该做好分工和协调。加强政府长期照护各类资源的开放共享，特别是不同医疗机构之间的数据共享是推动数据要素市场建设的基础性工作。政府可以通过设计顶层制度、构建各级政府部门、跨地区共享的框架，完善政府数据公开机制，整体释放数据资源的价值。同时，积极牵头相关核心单位做好数据开放工作，建立数据共享责任清单，确保数据共享及时准确，切实提高数据使用效率。

2. 加强顶层设计，发布统一标准

由国家牵头、省级统一制定相应的顶层规划，确定长期照护行业的数据资源要素的组织、获取、治理到带动产业链发展是首要步骤。实践过程中，在全国建立统一的失能评估标准并在全国范围内互认是第一步，然后，才是医疗机构、养老机构、医养结合机构等之间的信息互通。其次，完善组织机构也十分重要，其后才能将不同机构之间的数据进行沟通和交流，并将这些数据资源组织起来汇聚到全省数据目录表里，并持续更新迭代。

3. 做好数字化监管

监管始终是数据要素市场化流动的重要环节之一。建立长期照护服务信息化平台，实现信息共享和数据互通，保障老年人及其家属的隐私数据，同时又要使有价值的信息能够自由、畅通地流动是最终目标。

推进长期照护服务标准化，加强对长期照护服务机构的监管，建立长期照护服务机构信用评价体系，对不合格机构进行处罚。完善长期照护全产业链发展，建立数据要素相关的领导小组，支撑政府智能治理思想的落地，持续做大做强数据资源中枢，将不同部门之间、不同单位之间的数据资源打通，使之为未来整合奠定基础，是一个庞大的工程。

四 长期照护的综合保障案例

案例一：江苏省苏州市整合多源资金

（一）基本情况

截至 2018 年底，江苏省苏州市 60 岁及以上老年人口达 183 万人，占户籍人口的 26.02%。常熟市、太仓市、姑苏区的老龄化程度超过 30%，进入重度老龄化阶段。失能和半失能老年人面临的个人和家庭风险已成为威胁苏州经济社会发展的系统性社会风险，迫切需要构建综合性长期照护等社会支持系统。

早在 2016 年 6 月，苏州市就成为全国首批 15 个试点城市之一。在深入调研并制定失能评估标准后，苏州市于 2017 年 10 月正式开始落实具体工作。苏州市长护险实行的第一年仅覆盖市区范围（姑苏、相城、吴中、高新区），随后逐步扩展至吴江和工业园区，到 2018 年底实现了全市范围的覆盖。截至 2021 年，苏州市累计评估符合待遇享受人数达 72908 人。苏州市长护险试点不仅有效减轻了失能群众的经济负担，还带动了养老和护理产业的发展。苏州市医保局通过试点过程中不断总结和完善，初步形成了一条为长期失能人员提供照护保障的新路径。

（二）主要做法

试点初期，苏州市人力资源社会保障部门面临政策定位、标准体系设计、资金来源和部门协调等挑战。为应对这些问题，市人社局发布了《关于开展长期护理保险试点的实施意见》，从制度设计、管理模式和评价标准等方面展现了苏州特色。苏州选择了"稳扎稳打"的道路，试点分为两个阶段：第一阶段（2017—2019 年）通过多元筹资设立护理保险基金，覆盖重度和中度长期残疾人员的基本生活费用；第二阶段从 2020 年起，基金由个人缴纳、政府补助、职工基本医疗保险和城乡居民基本医疗保险合并基金余额结转，审查将长期医疗费用纳入基本医疗保险。苏州市采取全流程、全委托服务模式，委托符合条件的商业保险公司管理整个闭环运营流程，包括合同管理、鉴定评估和护理服务管理。在保障人群上，苏州实现了城乡全覆盖、覆盖所有年龄段和所有残疾人。根据残疾程度和护理方式，制定不同的住宿费标准。医保基金继续支付每床位每天 83 元医疗费用，长期护理基金为重症患者提供每天 26 元的终身护理费用，叠加待遇减轻了参保人的负担。

2020 年 4 月起，苏州市启动新三年老年人家庭适老化改造项目，计划从 2020 年至 2022 年，每年改造不少于 3000 户年满 60 周岁及以上的老年人家庭。截至 2020 年底，该项目投入改造资金约 866 万元，其中市、县、街道共补贴 863 万元，完成了 3067 户家庭的改造。按照"政府补一点，企业贴一点，家庭付一点"的原则，对于特困、低保及低保边缘的老年人家庭，每户最高补贴不超过 3000 元。对于低收入、劳动模范、重点优抚对象、计划生育特别扶助对象、80 岁及以上老年人家庭也按比例给予补贴。

（三）经验借鉴

苏州市在长护险试点过程中，不断总结经验，边试点边完善，形成了一条为长期失能人员提供照护保障的新路径。这种动态调整和持续优化的做法，确保了制度的科学性和可行性，为其他地区提供了可借鉴的成功模式。

案例二：安庆市长护险医养结合和创新服务

（一）基本情况

2017 年，安庆市被确定为国家第一批长期护理保险制度试点城市。经过多年的探索，安庆市长护险的保障范围从市区扩大到全市，服务内容在居家服务和机构照护基础上，新增了短期照护和辅具租赁，有效减轻了失能人员家庭的事务性和经济负担，提高了他们的生活质量和尊严。截至 2020 年，安庆市有 56 家长护定点机构，累计发放长护险待遇 7034 人次，累计支付金额达 1558.8 万元。

（二）具体做法

通过评估认定为重度失能的参保人员，可根据需要选择定点医疗机构或定点养老机构接受护理服务。安庆市创新医养结合，充分发挥养老机构的护理优势与医疗机构的专业支撑，有效减轻失能老人家庭的经济压力。大多数定点医疗机构专门开设了长护病区，为重度失能人员提供"医疗+专项护理"服务，部分定点养老机构也配备了医护人员。

安庆市在实践中不断探索和完善，截至 2020 年，长护险也新增了许多内容：

1. 网上申请，线上办理：安庆市辖各县（市）城镇职工医疗保险参保对象可通过"安庆医保"微信公众号进入网上办事大厅，点击长护险申请一栏下的"泰照护长护申请"，进行待遇申请、查看进度并查询长护险政策。

2. 居家护理的失能人员，可享受短期照护服务：为解决失能老年人短期照护难题，自 2020 年 8 月起，安庆市开始实施长护险短期照护服务。家人外出期间，可选择服务机构上门照顾或入住护理服务机构，享受短期临时看护服务。

3. 享受辅具租赁服务：为解决经济条件有限但需要医疗辅具的问题，安庆市将医疗辅具纳入长护险服务范围。居家重度失能人员可申请租赁轮椅、护理床、坐便椅等辅具。2019 年，安庆市二医院在公众号上开通了"护'您'到家"服务，患者可在网上预约管道护理、伤口护理等专业医疗护理服务，医院派高年资护理人员出诊。这些专业服务是居家服务重度失能人员最常需要的，安庆市医保局也在谋划相关合作，为长护险注入"互联网+医疗上门服务"新内容。

（三）经验借鉴

安庆市的长护险实施经验表明，全面覆盖、医养结合、多样化服务、辅具租赁、"互联网+医疗上门服务"等措施是保障失能人员生活质量的重要手段。这些经验为其他地区提供了宝贵的借鉴，有助于推动长护险制度的更广泛实施和优化。

案例三：浙江全面促进养老护理行业发展

（一）基本情况

增加养老人才供给是应对"银发时代"养老问题的关键。2022 年 2 月，国务院发布《"十四五"国家老龄事业发展和养老服务体系规划》，提出要"完善老年护理人员薪酬政策和社会保障""拓宽人才培养渠道"。同年 7 月，国家卫健委等 11 部委发布《关于进一步推动医养结合发展的指导意见》，强调加快人才培养与医疗服务的结合。国家高度重视养老护理人员的培养培训。2022 年 6 月，浙江省民政厅发布《服务保障稳经济兜民生底线 20 条措施的通知》明确提出，2022 年新增 6000 名持证养老护理员，每万名老年人持证护理员达 22 人，通过培训、等级认定和岗位奖励等措施，引导更多人从事养老护理工作。

（二）具体做法

浙江省政府提出要全面落实养老护理员特殊岗位津贴制度，高校和中职学校养老服务专业毕业生从事养老护理、专业技术工作，可根据相关文件获得入职奖补，一定程度上也能提高养老护理人员的待遇。

浙江各地在拓展培训渠道方面取得显著成效。杭州市临安区民政局联合阳光职业技能培训学校为护理员和党员志愿者提供年度技能提升培训。海宁市截至 2022 年 12 月，拥有 715 名养老护理员，其中 517 名持证，远超浙江省平均水平。海宁市常态化开展技能培训，建立了养老护理员技能评价机制，发放结业证书，强化养老服务人才队伍建设。海宁市还打造智慧养老服务综合体，建立"线上+线下""专业理论知识+专业技能+职业素养+实践能力"的养老服务综合培训平台，自 2022 年 6 月启用以来，已开展各类培训活动 20 场，培训 500 余人次，并积极探索特殊老年人群的照护培训。另外，海宁市还启动了认知障碍领军人才培育计划，委托专业机构对 30 多名养老机构中层以上人员定期培训。嘉兴市成立了老年期痴呆（失智障碍）诊治照护专委会，开展相关研究和技能指导。

（三）经验借鉴

浙江省通过多方面的措施提高薪酬待遇，提升养老护理员的社会地位，还通过拓展培训渠道，提升养老护理员的专业技能和服务水平，并且通过定期培训和设立专业委员会，加强对认知障碍等专业领域的人才培养，提高专业服务质量。这些经验为其他地区提供了有益的借鉴，推动了养老服务行业的不断完善和发展。

案例四：上海市积极探索长护险智慧监管

（一）基本情况

2016 年，人力资源和社会保障部发布了《关于开展长期护理保险制度试点的指导意见》，明确提出要加快信息系统建设，逐步实现与养老机构、医疗卫生机构等信息平台的互联。2020 年，国家医疗保障局联合财政部发布了《关于扩大长期护理保险制度试点的指导意见》，进一步推进"互联网+"等创新技术的应用。虽然民政部门和医保部门各自掌握老年人的基础数据和健康信息，但缺乏数据联通和共享机制，使得高科技、智能化手段难以充分发挥长期护理保险的监管作用。

（二）具体做法

结合"一网全服务"和"一网统一管理"的理念，上海市杨浦区医疗安全局正在探索"长期护理保险考核、全程护理监管"的智慧监管模式。通过 AI 画像评估质量监督，用智能系统打开服务"黑匣子"，建立连接多个部门的大型区级数据中心，推动智能监督代理，实现监管从事后处罚向事前防控的转变，提高监管有效性。尽管智慧监管可以突破"信息孤岛"和"数据壁垒"的挑战，但仍存在信息数据共享不足和利用不足的问题，以及大数据监管技术的伦理难题。

（三）经验借鉴

通过借鉴上海市杨浦区的成功经验，其他地区可以在建立智慧监管平台、加强数据共享与协同、引入大数据分析和人工智能技术、强化风险预警和监测机制、提升监管能力与人员培训、整合多方资源以及应对信息共享与伦理问题等方面取得进展，为长期护理保险的有效实施和监管提供有力支持。

案例五：海南市全面推广数字疗法

（一）基本情况

为推动海南自由贸易港和健康海南建设，提升卫生健康事业质量，2022年1月30日，海南省卫生健康委员会发布了《海南省数字健康"十四五"发展规划》。该规划依托数字健康新基建，利用"互联网+"、人工智能、5G、物联网、区块链等新兴信息技术，重塑医药卫生管理和服务模式，打造海南特色的数字健康服务体系。2022年10月11日，海南省人民政府办公厅发布《海南省加快推进数字疗法产业发展的若干措施》，旨在通过2—3年的努力将海南打造成全球数字疗法创新岛、创新资源集聚区和产业高地，推动数字疗法产业成为海南健康产业发展的新引擎。

（二）主要做法

1. 数字化转型与智能化服务

海南省卫生健康委于2023年开展老年人认知康复数字疗法试点，并已制定试点实施方案，已部署老年人认知障碍筛查试点（痴呆风险筛查）项目实施方案，提供用户筛查平台（认知康复数字疗法信息服务平台）。此外，老年慢性病的筛查、干预和康复的数字疗法应用也在探索中。

2. 推广"互联网+医疗健康"模式

海南省逐步落实"一体化"数字医疗服务、"一键式"共享查阅服务、"一码通"融合应用服务、"一站式"结算支付服务、"一网办"电子政务服务，通过构建线上线下一体化医疗服务平台，实现云上问诊、家庭个性化的集成与创新应用。针对"数字鸿沟"问题，保留传统服务方式，兼顾线上服务便捷化、线下服务人性化，推动居民电子健康码替代医疗卫生机构就诊卡，拓展在慢病管理、在线信息查询、健康教育等领域的使用。

3. 打造新兴信息技术与卫生健康融合发展新业态

海南省在数字健康发展规划中强调加强医学人工智能和区块链技术试点应用，推进 5G 技术在急诊急救、远程诊断、健康管理、医院管理、公共卫生等领域的应用，引入国内外已批准上市的数字疗法产品，进一步满足居民疾病治疗与健康管理需求。

（三）经验效果

推动数字疗法产业发展旨在解决健康问题，提升人民健康水平，符合中央对海南省创新和高质量发展的要求。这一举措有助于加快构建以人民健康为中心的服务体系，提升海南人民的健康福祉。尽管目前数字疗法在临床上的应用处于起步阶段，但未来有望广泛应用于慢性病管理、康复、肿瘤、睡眠、骨科、精神行为与认知障碍、眼科、营养等领域，惠及每一个患者。海南省卫生健康委和海口国家高新区将继续支持数字疗法的推进，共同探索数字疗法在海南的创新模式，为患者提供高质量的康复医疗服务。其他地区可以借鉴海南省的经验，结合自身实际，推动数字健康和数字疗法的发展。

案例六：开封市多方面推进长护险试点

（一）基本情况

开封市作为河南省唯一试点城市，2021 年 1 月 1 日启动了长护险试点，并在 2022 年 5 月将城乡居民纳入保障范围。经过多年的试点，形成了"契合市情、多元筹资、规范认定、待遇合理、委托经办"的长护险制度体系。2022 年，长护险基金筹资 11946 万元，长护险基金支付 3263 万元，整体运行平稳，社会反响良好。

（二）具体做法

1. 完善政策和支撑体系

制定《开封市长期护理保险实行办法》，出台 19 项政策文件及 8 项操作标准，搭建了比较完备的长护险制度体系。同时引入社会力量，通过招标和政府购买服务，引入商业保险机构负责申请受理、上门评估、待遇支付等业务，并加强监督管理，形成了政府主导的经办服务体系。另外还构建了边界线高效的信息支撑体系，开发集"参保、评估、服务、结算、评价、监督"

于一体的长护险信息系统，实现业务全城通办，并成为全国首个运用国家医疗保障信息平台长护险子系统的试点城市。

2. 优化流程和标准

首先是建立失能评估体系，成立由医保、民政、卫健等组成的评定委员会，制定评估标准，并引入系统随机抽取专家进行上门评估，确保评估公正。其次是建立待遇标准体系，设立个人、单位、政府三方共担机制，提供机构护理、居家上门护理、居家自主护理三种服务形式，并确定相应的基金支付比例及月限额。最后是构建动态优化的服务项目体系，出台《长护险护理服务项目清单》，涵盖重度失能人员的基本护理需求，并根据需要动态调整服务项目。

3. 培育产业和培训人员

构建开放有序的养老产业促进体系，吸纳全国各地的 79 家专业护理服务机构入驻，覆盖全市 6 区 4 县，累计吸引社会投资 4000 余万元，增加就业岗位 500 多个。构建专业持续的护理服务培训体系，确定河南省医药健康技师学院为定点培训机构，开展长护险专题理论和实操培训，已有 130 余名护理人员取得养老护理员等级证书。构建全民共享的长护险保障体系，将城乡居民纳入长护险覆盖范围，按 40 元/人/年标准筹集资金，并设定机构护理、居家上门护理、居家自主护理的月限额。截至 2023 年，共接收长护险评估申请 1 万余份，8000 多名重度失能人员享受到长护险待遇。

（三）经验借鉴

开封市通过政策支持、流程优化、产业培育和人员培训，成功构建了一个多层次、覆盖面广的长期护理保险体系。为其他地区提供了有效的参考和借鉴，推动了长护险的规范化、专业化发展。

案例七：南宁市不断完善长护险制度体系

（一）基本情况

南宁市推进长期护理保险制度建立，自带社会共济保障属性，扎实有序，不断深入改革，实施以来取得了显著的成效。自 2021 年 10 月 31 日以来，长护险已覆盖全市 154.06 万名参保职工。该制度有效减轻了家庭经济负担，提供了专业的长期护理服务，特别是重度失能人员的基本护理需求得到了保障。

（二）具体做法

1. 建立权责对等的筹资模式：与国内其他城市长护险筹资主要依赖医保基金和财政补助的做法不同，南宁市首创了独立筹资模式，单位和个人按相同比例分担保费，实现权责对等。通过打通医保与税务部门的信息壁垒，实现了长护险单位缴费与职工医保保费的同步征收，个人缴费通过账户划转完成。同时，针对退休人员免除单位缴费部分，减轻财政负担。企业的总体费率也从 7.3% 调整至 6.95%，直接减轻了企业参保负担超过 3.37 亿元，有效缓解了经济压力。

2. 赋能长期护理服务产业：南宁市通过准入评估机制和多样化护理服务供给体系，解决了护理服务行业的标准化和规范化问题。对护理服务机构实行协议定点管理，放宽外地连锁企业准入条件，促进了服务资源的落地。截至 2021 年 10 月，累计受理定点准入评估申请 110 笔，87 家护理服务机构符合准入条件，吸引 24 家在国内一线城市已有经验的居家护理连锁机构入驻，提升了行业服务质量，促进了就业和养老产业的供给侧结构性改革。

3. 建立政府与市场主体共建共享的经办服务体系：南宁市从提升管理效能和经办效率出发，建立了职能机构和便捷的经办服务体系。设立了护理保险管理部门，并在全市 13 个服务点开设了长护险窗口，提供全城通办、一窗受理的服务。通过政府购买服务，引入 3 家专业商保机构，成立专门的长护险服务中心，为参保人员提供政策咨询、失能评定、服务组织等服务。这种社商合作机制有效提高了服务可及性，利用商业保险机构的资源参与民生保障事业。

（三）经验借鉴

南宁市的长护险制度通过构建清晰的制度框架、权责对等的筹资机制、客观公正的评估体系和高效便捷的信息系统，有效填补了南宁市社会保障制度体系的空白。该制度不仅减轻了失能人员及家庭的经济负担，还促进了养老服务和护理行业的发展，带动了相关产业的协同进步。长护险试点实施以来，运行稳定，社会反响良好，为其他城市提供了宝贵的借鉴经验。

案例八：成都市高新区推动长护险和养老服务融合试点

（一）基本情况

成都市高新区养老服务工作要进一步探索整合长期护理保险基金和养老服务补贴资金，加强全市统筹，集成各条线资源、力量，完善养老服务体系。围绕"工作措施要先在高新区等地落地，政策打通，让更多群众受益"的重要批示，市民政局党组、市医疗保障局党组带队赴成都高新区召开现场推进会，要求成都高新区加快推动工作措施落地，加强统筹，大力推动长护险和养老服务融合试点工作。

（二）存在问题

根据对居家养老服务供应商、养老护理员以及老年居民的访谈，发现目前的居家养老服务和长护险存在以下问题。

1. 民众获知途径不清晰

在试点对象中的 89 名 80 岁及以上的失能老人中，仅有三成老人申请了民政居家养老服务。在调研过程中发现，许多老人和家属不知晓民政居家养老服务或长护险服务，还有老人不了解居家养老服务和长护险服务的申请资格、办理流程，也不知道应当向谁咨询。调查显示，四川省 79% 的老年人没听说过长护险或居家养老服务，由于信息不可及而导致很多符合条件并且有需求的老人没有享受到政府的养老服务。

2. 评估量表不一致

目前的民政居家服务和长护险服务对老人的失能等级是分别评估的，并且基于不同的量表。截至 2023 年，民政居家服务是基于民政部 2013 年发布的《老年人能力评估量表》，而长期护理保险使用的是《成都市长期护理保险失能等级评估管理办法》。假使老年人同时符合两种服务的申请条件，需要由不同的机构上门评估两次，民政和长护险的失能等级数据不共享，造成不必要的浪费。另外，由于评估标准不一致，也可能在失能定级上有出入，为后续工作带来麻烦。

3. 老人健康档案不完善

在走访过程中发现，有的公司服务系统里有较为完善的老人健康档案，包括老人的基本信息、疾病史、日常生活能力、认知能力、家属照护负担等信息，但这些信息与长期照护日志分离；还有的公司并没有老人健康档案，护理员和护士对所服务老人的了解仅局限于失能评估结果和日常与老人/家属的交流。老人的健康档案不完善、不共享，使得服务人员对老人的健康信息了解不全面，也不利于居家养老服务和长护险服务的整合。

4. 服务项目选择较随意

民政居家服务和长护险上门服务项目基本由老人或家属自行选择，但由于老年人和家属缺乏专业性，有时选取的服务项目并非自己需要的项目，或是选择集中于某一大类的服务。比如绝大多数享受民政居家服务的老人倾向于选择家政服务，而拒绝其他类服务。虽然在护理员/护士的指导下可以对服务项目做出修订，但总体上服务计划的制订相对随意。另外，许多老年人选择医疗保健类服务，如针灸拔罐、康复理疗等，但并没有医生出具的医嘱或康复计划，可能会给老年人的健康带来不良后果。

5. 服务清单和需求不匹配

在调研中发现老年人中有积分浪费和积分不足的现象。有些老年人获得的补贴很高，但由于对上门服务的形式感到陌生或缺乏信任感而拒绝接受服务或拒绝接受某些服务，导致最终超过90%的服务都集中在家政服务或直接不用。有的老年人需要的服务并没有在服务清单中体现。调查发现，老年人对医生护士上门提供医疗和检查、康复治疗、器械租赁、心理疏导和精神陪伴都有较高的需求，但目前的服务还不能满足这些需求。另外还有服务的定价与实际需投入的人力物力不符，导致护理员不愿意提供该服务。比如，调研中的某位老人需要帮助搬家具，该服务需要多个劳动力，并耗时较长，但最终只能划取20积分，使得护理员没有动力提供服务。

6. 服务质量良莠不齐

工作组的专家跟随服务人员入户时发现，有些服务人员动作规范、熟练，但也有护理员提供的服务并不符合标准，对于老年人的基础功能维护、运动功能维护等起不到任何作用。另外，很多在社区开展的服务中包含康复理疗类服务，但服务人员是否有资质、提供的服务是否专业尚不明确。

7. 部分项目定价/定时不合理

长护险按护理时长给付，但目前的服务时长安排范围跨度大，例如，上下楼护理，耗时 5—30 分钟，可能出现故意消磨时间的现象。又如，更换保留胃管、尿管、气管切开护理、造瘘口护理在操作时间上要求速度快，但涉及医疗用品的成本问题和技术操作的难度和风险把控问题，目前的 20—30 分钟（换算为 35—50 元包耗材）覆盖不了护士的上门成本，因此服务商没有提供护士服务的动力。居家养老服务使用的是按次付费，有些服务时长差异较大，比如居室清洁服务，有些家庭比较脏乱，需要 3 小时完成服务，而有些家庭仅需要维持卫生，只需半小时完成服务。甚至有些老人只要求打扫十几平方米的一间屋，考虑到时间和交通成本，服务人员不愿意上门。另外，成都市开展为老年人配餐服务之后，之前可以使用 12 积分/餐享受集中就餐服务的老年人，现在每餐最多刷 3 个积分，自付费 9 元，因此愿意前往集中就餐的老年人数量锐减，很多老年人积分浪费却又享受不到需要的服务。

8. 监管系统有待优化

服务人员反映在使用全时 APP 的过程中出现定位不准的问题，有时需要花掉一小时的时间和客服交涉定位问题，既浪费服务人员和老年人的时间，又影响服务的连续性。居家和长护服务都要求在服务过程中拍照留证。但是，护理员/护士操作过程中，尤其是在无菌操作时不方便拍照，家属也相对反感。另外，护理员提供居家养老服务需要扫老年人的二维码扣积分，但有时服务在日间照料中心进行，老年人常有忘记带二维码的事情发生，导致服务人员这一单白做。最后，老年人享受的福利政策越多，上门人员的工作越复杂（居家、助残、长护、审计等）。有些老年人把服务人员搞混淆，有些记不清楚之前接受过的服务，导致错评、差评，使服务人员感到困扰。

（三）工作建议

针对在调研中发现的问题，工作组将居家养老服务和长护险服务进行整合，在宣传、受理、评估、服务、管理等方面提出了改进方案。

1. 建立互联互通的数据库

首先，建立服务对象健康档案数据库。社区、供应商与家庭医生合作，建立长护险和居家养老服务对象的健康档案数据库，包含老年人基本人口学特征、疾病史、健康状况、家庭状况、上门服务记录等信息。其次，建立评估人员数据库。整合民政、医保评估人员，建立评估人员数据库，依托高新区医学会充实评估队伍，重点从护理、临床医学等专业选取人员，经成都市劳鉴中心培训合格后，建立一支不少于 40 人的评估队伍。最后，建立服务项目数据库。将长护险 6 类 27 项服务项目和居家养老服务项目整合分类，明确标准，相互补充，做好衔接，优化定价，为服务对象建立"菜单式"服务项目清单，将数据库信息对民政、医保部门、家庭医生以及服务人员实时共享。

2. 明确社区和家庭医生的责任

社区工作人员和签约家庭医生作为最了解社区老年人生活和健康状况、离老人最近的工作人员，应当肩负起对长护险和居家养老服务的宣传和初筛责任。首先，社区工作人员和家庭医生应当熟知长护险和居家养老服务的各项政策、服务内容、申请条件和申请方式。随后，在社区中初筛符合两种服务的老人，以清晰易懂的宣传材料为指导，鼓励老年人及家属申请相应的服务。

3. 简化优化受理机制

坚持"一件事一次办"工作思路，在社区建立长期护理和居家养老服务"一窗受理"机制，优化完善申请材料，形成"一张表单"，依托"蓉城长护"APP 在社区开展"线上+线下"融合受理服务，实现"一次申请，共同受理"。

4. 融合失能评估机制

加强长护险制度与养老服务补贴政策衔接，建议可以使用《成都市失能照护需求评估标准（试行）》开展统一评估，依托统一的评估人员开展评估工作，两部门共认评估结果，实现评估标准、评估人员、评估结果"三统一"。

5. 建立"精准化"服务机制

优化服务供给，针对服务对象对家政服务、生活照料、健康管理等多元化需求，设立社区照护委员会（含社区工作人员、家庭医生、护理员），明确服务项目的选择规则，对老年人分级分类，精准定级，建立分级服务菜单。同时给予服务机构以一定的灵活性，动态执行服务项目。对同时享受两项政策的服务对象，按照先长护险服务后居家养老服务的原则，定制更加科学、更加精准的融合服务包，实现长期护理保险和居家养老服务项目的互补叠加，满足服务对象多层次照护需求。

6. 统一培训机制和标准

建立统一的培训机制和标准，依托学校或医院，为从业护士、护理员以及管理人员提供规范化的培训。严格把握服务人员的从业资质，提升服务质量，为老人的健康安全负责。

7. 建立"闭环式"共管机制

对同时申请两项政策的上门照护机构实行"准入—过程—效果"全链条共管机制。建立以民政、医保、街道相关部门工作人员为组员的上门照护机构遴选评估人员库，统一开展准入评估。通过扫码打卡、上传服务视频、加强服务回访等举措，加强对上门照护的过程监督。优化信息化监管平台，解决定位偏差问题。以服务对象满意为目标，建立上门服务质量监测指标体系，开展居家上门服务质量满意度测评工作。

第三章　借鉴篇：
国际长期照护支付模式比较

以欧美等为代表的发达国家较早地步入了老龄化的进程，在应对人口老龄化的过程中进行了大量的探索，在长期照护服务筹资体系构建方面积累了丰富的经验[1]。根据经济合作与发展组织（Organization for Economic Co-operation and Development，OECD）2011 年总结的 31 个成员国的长期照护服务筹资状况报告[2]，OECD 通过享受长期照护的津贴范围[3]以及长期护理的覆盖面是通过一个单一的系统还是多个福利、服务和方案这两个标准划分了长期照护服务筹资体系的三种模式：单制度全覆盖模式（Universal coverage within a single programme）、混合模式（Mixed systems）和资产审查型社会安全网模式（Means-tested safety-net schemes）。

第一节　单制度全覆盖模式*

在单制度全覆盖模式下，与长期照护服务相关的保障措施通过单独系统传递。值得注意的是，该系统既可以独立于医疗系统之外，也可以作为医疗

---

① 陈鹤：《长期照护服务筹资：国际经验和中国实践的启示》，《医学与哲学（A）》2014 年第 35 卷第 9 期。

② Colombo, F., et al., "Help Wanted?：Providing and Paying for Long-Term Care, OECD Health Policy Studies", *OECD Publishing*, Paris, 2011.

③ 享有长期护理福利的范围：是否有普遍的或有限制的公共资金的权利。

* 本节由杨一帆、王双双、张欢执笔。

系统的组成部分①。单制度全覆盖模式可以分为三个子模式（图 3-1）：基于税收模式（Tax-based models），如北欧的瑞典、挪威等国家；公共长期照护保险模式（Public long-term care insurance models），如德国、日本、韩国等国家；医疗系统私人照护模式（Personal care and nursing care through the healthsystem），如比利时②。

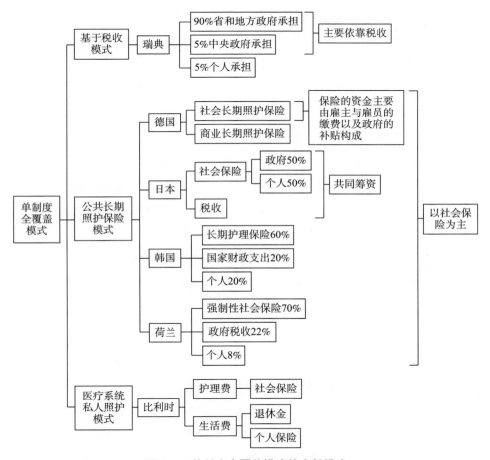

图 3-1　单制度全覆盖模式的支付模式

①　陈鹤：《长期照护服务筹资：国际经验和中国实践的启示》，《医学与哲学（A）》2014 年第 35 卷第 9 期。

②　Colombo，F.，et al.，"Help Wanted？：Providing and Paying for Long-Term Care，OECD Health Policy Studies"，*OECD Publishing*，Paris，2011.

一 基于税收模式

基于税收模式是单制度全覆盖模式的子模式之一，以挪威、丹麦、瑞典和芬兰为代表的北欧国家是这种模式的典型例子。这些国家主要依靠税收来资助长期照护服务，照顾失能老年人的总体责任由国家来承担，但地方政府在提供服务和护理方面仍保有较大的自主权，如征税的权力。此外，由于这些国家的公共长期护理服务是广泛而全面的，国家承担的长期照护的费用比例较高，自付的费用较低，因此会导致长期照护的支出占 GDP 的比重较大[①]。下面将以瑞典为例来深入探讨基于税收的模式。

（一）瑞典

瑞典对于"长期照护"并未进行明确界定，而是将相关基本保障服务泛指为"针对脆弱的老年人所提供的照护服务"，凡是有长期照护需求的个人不论其经济社会地位都可以申请并享有该服务[②]。瑞典的长期照护系统覆盖范围广，其长期照护的支出总额以及长期照护的从业人员规模在经济合作与发展组织国家中位居前列。如图 3-2 所示，2010 年后，瑞典的长期照护支出出现了巨幅上升，并在 2011—2021 年比重有所波动，但总体维持在 2.75%以上，在 2020 年达到了 2.98%，这反映了瑞典长期以来对长期照护的关注。

1. 政策支撑体系

1980 年，瑞典的《社会服务法》提出了要向有需要的家庭和个人提供护理和服务、信息、建议、支持和护理、经济援助和其他援助[③]。1991 年的《地方政府法》使得市政当局可以将老年人护理服务外包给非营利或营利性的非政府机构。1992 年瑞典《社区护理改革计划》旨在建立一个由市政府主导的统一照护服务体系，包括立法保障财政支持、为医疗护理和其他家庭和社区照护人员提供护理知识和技能的培训等。2001 年的《社会服务法》

---

① Colombo, F., et al., "Help Wanted?: Providing and Paying for Long-Term Care, OECD Health Policy Studies", *OECD Publishing*, Paris, 2011.

② 齐天骄:《欧洲福利国家长期照护服务变迁及对我国的启示》,《社会保障研究》2021 年第 6 期。

③ Johansson L., Long H., Parker M. G., "Informal caregiving for elders in Sweden: An analysis of current policy developments", *J Aging Soc Policy*, 2011, Oct., 23 (4), pp. 335-353.

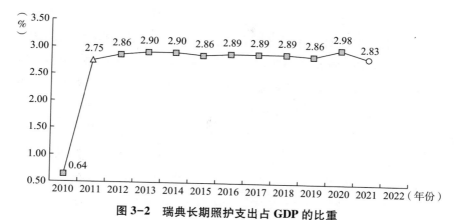

图 3-2　瑞典长期照护支出占 GDP 的比重

资料来源：OECD，"Health expenditure and financing：Health expenditure indicators"，*OECD Health Statistics*（database），https：//doi. org/10. 1787/data－00349－en（accessed on 7th May 2024）（笔者根据 OECD 数据整理自绘）。

注：三角形表明该年数据为 break 值；圆形表示该年数据为临时值，2022 年数据还未更新。

在 1980 年的政策基础上，提出了市政当局必须建立特殊形式的住房，为需要特别照护的老年人提供服务和护理。2002 年瑞典颁布了《社会福利法》，规定市级政府需要设立多种类型的老年机构以满足老年群体的照护需求①。2008 年以后，瑞典政府意识到发展家庭照护的必要性，为此基于"尽可能让老年人在家中养老"的原则，着力推广居家照护模式②。2016 年颁布的《公共采购法》中针对老年人护理服务的主要内容强调了服务的个性化定制、质量标准、服务提供者的资格要求等方面，服务涵盖了个人护理、医疗服务、营养服务、心理支持等内容，旨在确保老年人得到高质量和个性化的服务。

2. 需求评估体系

瑞典为老年人提供了一个全面的、公共的长期照护系统，老年人护理政策的指导原则是提供由政府补贴的、可广泛获得的服务，因而不取决于个人的经济状况和社会地位。每个需要长期照护的人都可以享受相应的照护服务③。

① 谢立黎、郝小峰、韩文婷：《老年照护服务供给模式国际比较与启示》，《中国卫生政策研究》2020 年第 13 卷第 4 期。

② Johansson L. , Long H. , Parker M. G. , "Informal caregiving for elders in Sweden：An analysis of current policy developments", *J Aging Soc Policy*, 2011, Oct. , 23（4）, pp. 335-353.

③ 齐天骄：《欧洲福利国家长期照护服务变迁及对我国的启示》，《社会保障研究》2021 年第 79 卷第 6 期。

在瑞典，所有公民都有资格获得保健和社会保健服务，获得公共福利主要是基于需求评估，而不是经济状况调查。评估标准没有全国性的统一规定，照护需求的资格标准、服务水平、现金福利、所提供的服务范围（包括家庭照护和机构照护）以及照护服务质量由地方决定。地方政府在提供长期照护服务的标准上存在差异，导致同样身体状况的个人因为居住地不同而享有不同的补贴、服务和福利①。例如，家庭照护人员的照护津贴并不是每个地区都能申请的；80 岁及以上老年人的门诊照护服务，各地政府的资助比例也从 5% 到 52% 不等②。

3. 服务供给体系

瑞典主要分为机构养老护理（Residential care）和居家养老护理（Home care）两种服务供给形式，其中瑞典机构养老护理服务设施主要有 3 种："老年住房""安心住房"以及"专门住宅"，居家养老护理服务主要包括家庭访问护理服务、居家医疗护理以及家庭成员护理服务 3 种类型。1992 年瑞典的社区护理改革方案使得照护机构资源逐渐缩减，随着时间的推移，越来越多的老年人选择在家里接受帮助，只有最依赖机构照护的老年人才能获得机构照护③。

瑞典市政府虽然提供机构护理，但是自 1993 年以来，生活在机构中的人数大幅下降。瑞典市政局提供的家庭照护服务在不同城市的服务存在较大差异，但大多数城市都遵循"就地养老"的原则，并提供一系列服务，使老年人能够继续住在家里。所有市政局都提供 24 小时的家庭照护服务，越来越多的市政当局选择将部分老年护理服务转为私人企业运营。家庭照护者提供家庭活动的帮助，如购物、做饭、清洁、洗衣和个人护理，又如喂食、洗澡、如厕和穿衣，其他服务包括家庭护理、足部护理、外卖、个人警报、住

---

① 齐天骄：《欧洲福利国家长期照护服务变迁及对我国的启示》，《社会保障研究》2021 年第 79 卷第 6 期。

② Gun-Britt Trydegard, Mats Thorslund, "Inequality in the welfare state? Local variation in care of the elderly- the case of Sweden", 2001, 10（3）, pp. 174-184.

③ Schön, P., Lagergren, M. & Kåreholt, I., "Rapid decrease in length of stay in institutional care for older people in Sweden between 2006 and 2012: results from a population-based study", *Health & Social Care in the Community*, 2016, 24（5）, pp. 631-638.

房改造、辅助技术和交通服务等①。除了直接向老年人提供的服务外，还有为非正式照顾者提供的服务，这些服务一般由正式的护理系统提供，如市政局，以及非正式的志愿组织，如红十字会。对非正式照顾者（配偶、家庭成员、朋友和邻居）的支持可以分为三类：以机构护理、日托或家庭护理为主要形式的临时护理是最常见的支持形式；通过个人或团体咨询和支持团体；市政当局为非正式看护人提供看护津贴或其他报销。

由于瑞典在 1992 年改革之后，照护机构逐渐减少，家庭照护逐渐增多，正式照护者和非正式照护者逐渐成为瑞典长期照护系统的关键组成部分，对长期照护的护理人员的支持越来越重要。因此瑞典的市政府会对长期照护的护理辅助人员和服务助理提供高等教育和培训等，并实施护工认证监管制度，以保障长期照护的服务质量。根据 OECD 的数据图 3-3，2010—2017 年瑞典正式的长期照护人员人数在不断增长，在 2017 年达到了 24.4 万人，虽然在 2017 年后其人数有了一定幅度的下降，但 2021 年的估计值又与 2017 年持平。相关报告显示，由于老年人比例不断增加，瑞典的社会护理领域对护理人员的需求大幅增加，这意味着照护人员逐渐短缺。

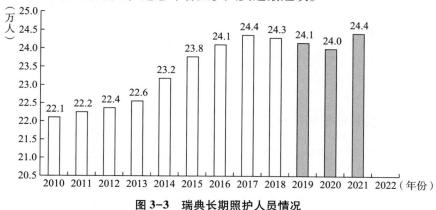

图 3-3　瑞典长期照护人员情况

资料来源：OECD，"Long-term care resources and utilisation：Long term care workers：formal sector"，*OECD Health Statistics*（database），https：//doi. org/10. 1787/cf57d695 - en（accessed on 7th May 2024）（笔者根据 OECD 数据整理自绘）。

注：2019—2021 年数据为估计值，2022 年数据还未更新。

①　Johansson L.，Long H.，Parker M. G.，"Informal caregiving for elders in Sweden：An analysis of current policy developments"，*J Aging Soc Policy*，2011，Oct.，23（4），pp. 335-353.

4. 综合保障体系

北欧模式的瑞典、丹麦、挪威、芬兰等国，主要采用以税收为主的模式①。其中，瑞典的长期照护支出筹资最主要的来源是公共资金，卫生和社会保健服务能通过税收得到大量补贴。据统计，瑞典的医疗和社会服务费用主要由省和地方政府承担 90%，此外，中央政府也会承担约 5%的费用，因此个人仅需承担 4%—5%。针对老年人享受地方自治团体服务产生的费用花费，国家财政会解决其中的 50%，剩余 50%则需老年人个人承担。

由于瑞典的护理系统过于分散，还存在大量的独立照护提供者，导致多个数据系统的存在且数据系统并不能互相操作，碎片化的数据系统妨碍了有效的数据共享。比如瑞典的全科保健医生在患者出院 48 小时内获得必要的患者信息的比率仅有 20%，而德国则达到了 70%。

5. 行业监管体系

质量监督方面，主要的监督主体包括中央政府与地方政府。中央政府的监管职能主要由健康和社会护理督察署（Health and Social Care Inspectorate，IVO）负责，监督的重点主要是照护服务的质量与安全性。地方监督的主体包括郡政府和市政、区政府两级，均须设立相应的投诉和报告处理机构，对服务对象及其亲属、护理人员的投诉或报告负责，地方政府的质量监督方式主要是根据投诉或报告展开相应的调查，并根据调查结果进行处理。

二　公共长期照护保险模式

公共长期照护保险模式是单制度全覆盖模式的子模式之二，主要指通过社会保险为医疗服务提供资金，德国、日本、韩国、荷兰和卢森堡等是这一模式的典型国家。该模式与基于税收模式的北欧国家类似，其覆盖的人口和服务一般是全面的，用户也需要承担部分照护费用，不过各国的费用分担水平不同。属于该模式的国家有三大特点：第一，长期照护和健康保险有独立的筹资渠道；第二，绝大部分人都必须参加长期照护保险；第三，长期照护

---

① 杨红燕：《去商品化与去家庭化：老年照护服务体制的国际比较——以欧洲 14 个典型国家为例》，《江淮论坛》2019 年第 2 期。

保险的资金来源于工资缴纳①。

（一）德国

德国的长期照护是在长期护理保险（长护险）体制框架内提供的。德国的长护险基于"长护险遵循医疗保险"的原则，自 2009 年以来，每个公民都必须参加这一保险。截至 2016 年年底，社会长护险参保人数达 7195 万人，私人长护险参保人数达 932 万人。领取长护险的人数约 294 万人，其中275 万人属于社会长护险。根据 OECD 数据，德国 2010—2021 年长期照护支出占 GDP 的比重呈增长趋势，且增长幅度较大，如图 3-4 所示，2017 年前GDP 比重均在 2%以下；2017 年后大幅提升，在 2020 年达到了 2.50%。

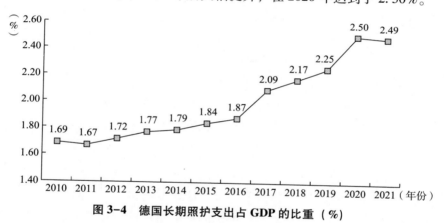

图 3-4 德国长期照护支出占 GDP 的比重（%）

资料来源：OECD, "Health expenditure and financing: Health expenditure indicators", *OECD Health Statistics*（database）, https://doi. org/10. 1787/data-00349-en（accessed on 7th May 2024）（笔者根据 OECD 数据整理自绘）。

注：2022 年数据 OCED 未更新。

1. 政策支撑体系

早期德国采取的是基于收入调查的社会救助体系，该制度是长护险制度的前身。1961 年德国通过了《联邦社会救助法案》，旨在强调为那些"特别需要"长期照护服务但又难以负担费用的人提供救助②。1995 年，为扩大保

---

① Colombo, F., et al., "Help Wanted?: Providing and Paying for Long-Term Care", *OECD Health Policy Studies*, OECD Publishing, Paris, 2011.

② 郝君富、李心愉：《德国长期护理保险：制度设计、经济影响与启示》，《人口学刊》2014 年第 36 卷第 2 期。

障范围，德国联邦议院颁布《长期护理保险法案》，覆盖范围和收益水平大幅度提高①。该法实施普遍的、强制性的长期护理社会保障体系，适用于所有法定养老保险参保人员。这部法案是德国长期照护体系的重要法律基础，通过规范保险金支付、护理等级评估和护理服务提供等方面，为参保人提供全面、优质的长期照护服务。并且此次改革使长护险成为与医疗保险、意外保险、养老保险、失业保险并列的德国社会保障体系的第五大支柱②。德国政府在 2003 年制定了《老年人职业护理法》（*Pflegeberufegesetz*），规定把长期照护团队的培训纳入国家认可的职业范畴，对老年照护进行国家认可的职业管理，同时各州在培训的数量和质量方面有较大的自主权，负责培训的资格认证，这部法案旨在提高老年护理人员的职业水平和服务质量，保障老年人的权益和生活质量。2015 年和 2017 年，德国政府分别出台了两项长期护理保险改革政策（Pflegestärkungsgesetz），旨在提高长期照护的服务质量以及扩大长期照护的服务范围。其中，第一项改革主要针对照护亲属和家庭护理人员，增加了护理亲属假和护理保险金等福利。第二项改革进一步扩大了长期护理保险的覆盖范围，将认知障碍症状和精神障碍症状也纳入保险范围。2019 年，德国政府出台了《护理质量法》（*Pflegequalitätsgesetz*），旨在提高长期护理服务的质量和透明度。该法规定了护理服务的质量标准和监督机制，要求护理机构和个人必须具备一定的护理技能和知识，同时需要接受定期的专业培训和考核。总的来说，德国的长期照护政策致力于提高服务质量和保障服务的可持续性，为老年人和有需要的人提供更加全面和优质的服务。

2. 需求评估体系

在德国，所有社会医疗保险的参保人都需要参与社会长护险③，该保险覆盖了德国 92％的总人口；商业长护险采取"自愿投保"的原则，大约覆盖了德国 7％的总人口④。长护险的保障对象没有年龄限制，所有需要照护

① 刘德浩：《长期照护制度中的家庭团结与国家责任——基于欧洲部分国家的比较分析》，《人口学刊》2016 年第 38 卷第 4 期。
② 郝君富、李心愉：《德国长期护理保险：制度设计、经济影响与启示》，《人口学刊》2014 年第 36 卷第 2 期。
③ 政府机关公务人员、法官、职业军人的长期照护服务由国家提供。
④ 刘晓梅、李蹊：《德国长期照护保险供给体系对我国的启示》，《学习与探索》2017 年第 12 期。

的人①，不论年龄，都有资格参加长护险。当参保人产生长期照护服务需求时，保险机构会根据参保人实际的需求状况给予相应的照护服务②。长期护理福利是根据所需的护理水平或评估的护理等级，以及现有的护理安排（在家中或在照护机构）发放的。

在 2016 年之前，由德国法定健康保险基金召集的独立医疗审查委员会（Independent Medical Review Board，IQTIG）对在日常生活需要照护的人评估为期 6 个月或更长时间，评估通过则有资格获得长期照护。自 2017 年起，护理等级由以前的三个等级变为了五个等级，主要涵盖了认知和沟通能力，可移动性，行为和精神问题，自我照护，健康限制、治疗需求和压力，日常生活和社会联系这六个模块③，每个模块都由不同的项目组成，对于每一项，评估员记录申请人独立完成一项活动的程度，分数越高，达到的护理等级就会越高。

3. 服务供给体系

德国目前的长期照护服务供给模式主要分为居家照护、部分机构照护和完全机构照护④，其中居家照护分为专业机构居家照护和非正式的家庭照护，不同的照护类型可以满足不同需求水平群体的需要。居家照护在长期照护中发挥着无可替代的基础性作用⑤，参保人如果在居家照护中不能得到足够的服务，可以申请部分机构照护，这样可以为他们提供必要的日夜护理和紧急医疗。参保人如果在居家照护和部分机构照护中都无法满足自己的需求，可以申请完全机构照护。完全机构照护包括基本的日常护理，以及医疗护理和

---

①　如残疾儿童、成人和老人。

②　刘晓梅、李蹊：《德国长期照护保险供给体系对我国的启示》，《学习与探索》2017 年第 12 期。

③　六个模块包的权重为：（1）认知和沟通能力（Cognitive and Communicative Abilities）10%；（2）可移动性（Mobility）；（3）行为和精神问题（Behaviour and Psychiatric Problems）（模块 2 和模块 3 共占 15%）；（4）自我照护（Self-care）40%；（5）健康限制、治疗需求和压力（Dealing with Requirements due to Illness or Therapy）20%；（6）日常生活和社会联系（Organisation of everyday life and social contacts）15%。

④　刘晓梅、李蹊：《德国长期照护保险供给体系对我国的启示》，《学习与探索》2017 年第 12 期。

⑤　邢梓琳、杨立雄：《混合福利经济视角下的中国老年长期照护服务体系建构——基于德日韩三国实践经验比较》，《行政管理改革》2022 年第 5 期。

社会护理。德国的居家照护主要集中在卫生护理、营养膳食、家务劳动等方面；机构照护主要包括基本照护、医疗照护与社会照护。

德国的长期照护服务由三种类型的照护机构共同提供，分别是营利性的、非营利性的和公共性的（政府公共组织）。其中，非营利性的照护机构是提供长期照护服务的主要力量，长期照护服务主要由联邦慈善照护工作总会①下设的六个组织②以及其他慈善机构来提供。德国长期照护的服务人员包括正式照护人员和非正式照护人员两类，其中非正式照护人员是德国长期照护的重要支柱，德国大约三分之二以上需要照护的人都通过这种方式来获得服务。正式照护人员是经过专业的护理能力测试认证，从事于专门的照护服务机构的人员，他们有着丰富的照护经验。非正式照护人员则主要是参保人的家属或邻居，他们通常没有接受过专业的照护知识技能培训，只能为参保人提供日常照护服务③。根据 OECD 数据，2011—2021年，德国的长期照护正式人员数量在不断增长，在 2021 年达到了 100 万人，机构照护人员是德国主要的照护人员，但其比例在逐年下降，家庭照护人员的比例在逐年上升（图 3-5）。2021 年德国的一份报告④估计，德国到 2030 年需要护理服务的人数将由目前的 450 万人升至 600 万人，德国熟练的、专业的护理人员短缺问题日趋严重，到 2030 年这一缺口将达18.2 万人。

4. 综合保障体系

德国的长期照护保险主要有两种类型：社会长期照护保险和商业长期照护保险。社会长护险是一种现收现付的制度，保险资金主要来自雇主和雇员的缴费以及政府的补贴。依据现行法律的规定，长护险支付该长期护理费用的一部分，其余费用必须由需要照顾的人或其子女支付，有子女的参保人按照其工资总收入的 2.55%缴纳保费，无子女的参保人按照其工资总收入的

---

① 德国联邦慈善照护工作总会：Bundesarbeitsge-meinschaft der Freien Wohlfahrtspflege。

② 工人福利协会、红十字会、基督新教慈善协会、天主教慈善协会、平等福利协会以及犹太人中央福利会。

③ 刘晓梅、李蹊：《德国长期照护保险供给体系对我国的启示》，《学习与探索》2017 年第12 期。

④ 德国知名公立保险机构巴尔默医疗保险公司发布的报告。

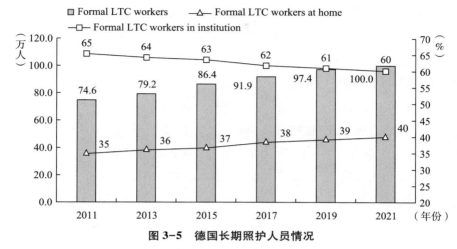

图 3-5　德国长期照护人员情况

资料来源：OECD，"Long-term care resources and utilisation：Long term care workers：formal sector"，*OECD Health Statistics*（database），https：//doi. org/10. 1787/cf57d695 - en（accessed on 07 May 2024）（笔者根据 OECD 数据整理自绘）。

注：2022 年数据还未更新。

2.8%缴纳保费，如果他们无力支付，则由市政当局提供的社会福利补助金支付。其中，国家政府每年会从参保人的缴费中拨出 0.2%用于提高长护险的待遇水平，拨出 0.1%用于建立长期照护储备基金。在保险给付方面，社会长护险和私人长护险没有区别。与私人医疗保险一样，私人长护险的保费按年龄分级，而不是以收入为基础计算，同时立法规定了缴费限额。男性和女性的保费是一样的，长护险基金在门诊和住院护理方面与护理提供者签订合同。

德国一级长期保健数据的可获得性有很大差异，一般而言，现有长期照护的数据中关于过程质量和结果方面的数据并不充分。关于质量问题，法定健康保险基金医疗审查委员会的长期医疗中心质量报告是重要的信息来源，该报告包括一些可能与长期照护结果相关的指标。此外，地方健康保险组织研究所也会定期就与健康和长期护理有关的各种主题进行调查。

5. 行业监管体系

在监督机制方面，《护理继续发展法案》规定每年对护理机构抽查一次。同时，由第三方的健康保险医事服务组织服务质量评估的内容包括结果质量、程序质量和结构质量三个方面。评估的内容涵盖了照护服务的基本情况、照护措施的有效性、照护服务的过程和执行情况，以及照护服务的框架条件等多个维度。为了保证护理服务质量监督的公正性和透明度，评估结果将通过政府网站、养老院和护理机构等线下场所及时向公众公开，为老年人对照护机构的选择提供依据。

（二）日本

根据日本总务省发布的数据，2023 年日本 65 岁及以上老年人口数量达3623 万人，在总人口中占比 29.1%。根据 OECD 数据来看（图 3-6），日本长期照护支出占 GDP 的比重不断攀升，2010 年至 2011 年比重大幅提升，增长了 0.98%，2020 年达到了 2.18%。

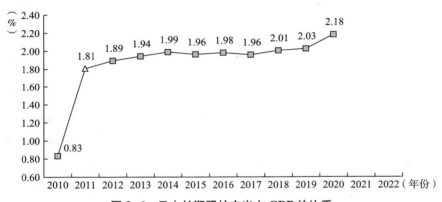

图 3-6　日本长期照护支出占 GDP 的比重

资料来源：OECD，"Health expenditure and financing：Health expenditure indicators"，*OECD Health Statistics*（database），https：//doi. org/10. 1787/data - 00349 - en（accessed on 7th May 2024）（笔者根据 OECD 数据整理自绘）。

注：2021—2022 年数据 OCED 未更新。

1. 政策支撑体系

日本早在 1963 年就出台了《老年人福利法案》（*The Welfare Act for Elders*），该法案规定了当地政府为所有老年人提供照护服务，并且须密切监督专门的福利机构为老年人提供的照护服务①。另外，该法案规定地方政府还需要通过建立相应的养老机构和居家护理服务机构，来为无人赡养的老年人

---

①　张小娟、朱坤：《日本长期照护政策及对我国的启示》，《中国卫生政策研究》2014 年第 7 卷第 4 期。

提供救助型的照护服务①。为解决社会长期照护问题，2000 年日本政府颁布了《长期介护服务保险法》，该法案旨在建立一项新的社会保险制度，此举标志着日本长期照护制度的初步确定。随后，在 2002 年日本政府为解决失能失智老人的护理及人才培养，颁布并实施《社会福祉士及介护福祉士法》。2005 年，《介护②保险法》修正案出台，主要围绕老年长期照护制度展开，并于 2006 年 4 月正式推行新介护保险制度。

2. 需求评估体系

日本的参保对象是有针对性的覆盖，参保人被分为两类，第一类是 65 岁及以上老年即第一类保险人；第二类是 40 岁到 64 岁的人群，即第二类保险人。其中第一类保险人可以在需要介护和援助的时候获得保险补偿，并且依照不同的条件享受不同标准的介护服务。第二类保险人在因老龄化而罹患 16 种指定疾病③，并获得护理证明的情况下，才有资格享受介护服务。这两类人都有义务缴纳保费，法律强制年满 40 岁及以上的公民参加介护保险，但原则上只有第一类保险人才有资格享受其服务。

需求评估方面，日本长期照护的等级评定有 7 个等级，分别是要支援 Ⅰ、要支援 Ⅱ、要介护 Ⅰ、要介护 Ⅱ、要介护 Ⅲ、要介护 Ⅳ、要介护 Ⅴ 级。7 个等级的护理费用不同，在整个介护保险范围内一般情况下个人负担 10% 的服务费，超出限额的需要由个人承担。为了介护保险的可持续发展，保费的支付水平每三年会修改一次④。介护等级认定分为两个阶段，在第一次认定结束后，将由"介护认定审查会"根据一次认定的结果、入户调查结果、主治医生意见书三份文件进行综合审查，以判断老年人的介护程度以及有效市场，这个过程被称为"二次认定"。经过评定机构审核后满足失能条件即

①　房连泉：《老年护理服务的市场化发展路径——基于德国、日本和韩国长期护理保险制度的经验比较》，《新疆师范大学学报》（哲学社会科学版）2019 年第 40 卷第 2 期。

②　介护：日语词汇，含义为介于"照顾"和"护理"的工作，包含了身体护理和家务服务双重概念。

③　16 种指定疾病：癌（仅限于由医生根据公认知识判定为没有康复前景的状态）、类风湿关节炎、肌萎缩性侧索硬化、颈椎后韧带骨化症、骨质疏松性骨折、阿尔茨海默病、帕金森病、脊髓小脑变性症、早衰、多系统萎缩、糖尿病、脑血管病、闭塞性动脉硬化、慢性阻塞性肺病等。

④　周泽纯、罗桢妮、刘俊荣：《公共政策视域下日本介护保险制度对我国的启示》，《护理研究》2019 年第 33 卷第 22 期。

可享受介护保险给付；对于 40—65 周岁老年人，要满足因身体老化而产生特定的 16 种疾病所导致的身体或精神护理需求时，才能达到护理保障标准。

3. 服务供给体系

日本介护保险可利用的服务分为护理服务和预防服务。经过护理或者援助需求认定后，根据评级状态，享受不同级别的服务，需要介护 1—5 级的享受护理服务，认定为"需要援助" 1—2 级的，享受预防服务。日本介护所提供的护理服务主要有 3 类，一是居家服务，包括上门护理、往返型护理等①，主要提供上门助洁、看护、日常照料、康复训练、疗养管理等；二是地区紧密结合型服务，包括定期巡回/随时对应型上门服务、护理看护、痴呆症对应共同生活护理等②，这种类型旨在让处于援助或者需要介护的老年人尽可能地在居住地继续生活；三是机构服务，包括老年人福祉机构、老年人保健机构等③。

长护险实施之前，日本老年人的照护服务均由非营利性机构提供。长护险实施后，营利性机构进入家庭照护提供市场，但机构照护仍仅由非营利性机构提供④。日本长期照护的介护人员主要有照护管理员、保健医疗专业人员、社会福利专业人员以及非专业领域的有关人员⑤。根据 OECD 数据（图 3-7），日本长期照护正式人员在逐年递增，且人数较多，在 2021 年达到了 247.3 万人。日本长期照护人员以家庭照护人员为主，且其人数占比在 70% 以上。介护人员在日本的地位比较重要，政府也在积极推动介护人员的培训和职业规划，鼓励更多的人从事介护行业，以满足不断增长的长期照护服务需求。

---

① 郑秉文：《中国养老金发展报告 2017——长期护理保险试点探索与制度选择》，经济管理出版社 2017 年版。

② 郑秉文：《中国养老金发展报告 2017——长期护理保险试点探索与制度选择》，经济管理出版社 2017 年版。

③ 郑秉文：《中国养老金发展报告 2017——长期护理保险试点探索与制度选择》，经济管理出版社 2017 年版。周泽纯、罗桢妮、刘俊荣：《公共政策视域下日本介护保险制度对我国的启示》，《护理研究》2019 年第 33 卷第 22 期。

④ 张小娟、朱坤：《日本长期照护政策及对我国的启示》，《中国卫生政策研究》2014 年第 7 卷第 4 期。

⑤ 张小娟、朱坤：《日本长期照护政策及对我国的启示》，《中国卫生政策研究》2014 年第 7 卷第 4 期。

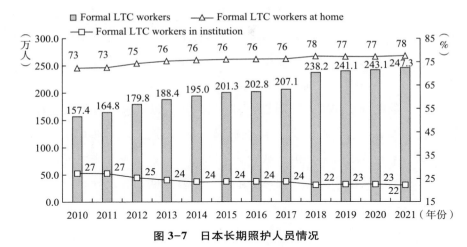

图3-7　日本长期照护人员情况

资料来源：OECD，"Long-term care resources and utilisation：Long term care workers：formal sector"，*OECD Health Statistics*（database），https：//doi. org/10. 1787/cf57d695-en（accessed on 7th May 2024）（笔者根据 OECD 数据整理自绘）。

注：2018 年数据为 Break & Estimated value 值；2019—2021 年数据为 Estimated value 值。

4. 综合保障体系

日本长护险由社会保险和税收共同筹资，按社会保险的原则运行①。日本长护险是社会保险模式，保险费用来自个人缴费以及政府支持，政府补贴50%，其中国家、都道府县和市政府分别承担25%、12.5%和12.5%，中央、地方共同承担资源和财政平衡的责任；个人保费支付50%，其中22%来自一类保险人，主要由年金来支付②，28%来自二类保险人，主要从其缴纳的各项社保抽离支付。为了避免保险对象过度使用介护服务，被保险人在接受介护服务时须承担介护费用的 10%—30%，经过几次修订，目前年收入 160 万日元以下的老年人承担介护费用 10%，年收入 160 万日元及以上的老年人承担介护费用 20%，年收入 220 万日元及以上的老年人承担介护费用 30%。日本介护保险制度的目标是减轻家庭成员的介护负担，因此日本介护保险的给付方式以直接向被保险人提供介护服务为主，现金给付所占比例极少。

---

① 　张小娟、朱坤：《日本长期照护政策及对我国的启示》，《中国卫生政策研究》2014 年第 7 卷第 4 期。

② 　年金支付了一类保险人 90%的筹资，剩下 10%主要是未参保年金的低收入老人自费支付。

日本的长期照护相关数据存在一些问题，其一，数据来源分散。长期照护服务涉及多个领域和部门，数据来源分散，数据格式和标准不统一，导致数据不易集成和分析。其二，数据质量不一。由于数据来源分散，数据质量参差不齐，有些数据不准确、不完整或不可用，影响数据分析和决策的准确性。其三，数据保护问题。长期照护服务涉及个人隐私和医疗保密，数据保护问题比较敏感，需要加强数据保护措施，保障数据安全和个人隐私。其四，数据共享和流通受限。由于数据保护问题和行业竞争等原因，长期照护服务相关数据的共享和流通受到一定限制，导致数据无法充分利用，影响服务质量和效率。

5. 行业监管体系

监督机制方面，面对多元化的照护服务需求，日本设置了专门负责监管照护服务的部门机构。日本劳动厚生省现已建立了振兴科、老人保健科、老年支援科等多个部门，通过各部门的合作，及时取缔服务水平低下的照护服务机构。

（三）韩国

韩国的长护险制度自 2008 年以来已经实施了超过 10 年，该制度也是韩国五大社会保险制度之一。经过多年的探索，长护险制度已经逐步形成，在覆盖的范围、服务内容、资金来源、支付方式等具有韩国本身的特点，这也是优化韩国老年人福利服务资源配置的重要措施。根据 OECD 数据，韩国长期照护支出占 GDP 的比重总体呈增长的趋势，但是其比重相比其他国家而言较低，2020 年和 2022 年长期照护支出最高，达到了 1.15%（图 3-8）。

1. 政策支撑体系

韩国在 1999 年颁布的《老年人保健福利中短期发展计划促进报告》正式提出长期护理的相关议题。2002 年，卢武铉政府在大选承诺中提出了实施长期看护制度，在他当选后，由教授和公务员组成的"老年人长期看护制度推进委员会"在 2003 年和 2004 年的两年间，开始讨论长期看护制度的框架和评价方法。其后，政府于 2005 年至 2007 年进行长者长期护理试验计划。最终，韩国于 2007 年 4 月国会通过了《老年人长期护理保险法》，并于 2008 年 7 月设立了国家强制性老年人长护险。此后，根据《老年人福利法》，从

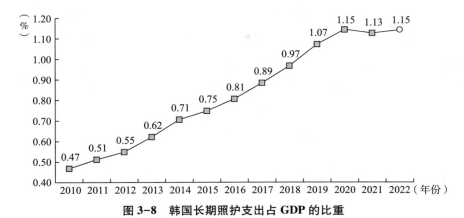

图 3-8 韩国长期照护支出占 GDP 的比重

资料来源：OECD，"Health expenditure and financing：Health expenditure indicators"，*OECD Health Statistics*（database），https://doi.org/10.1787/data-00349-en（accessed on 7th May 2024）（笔者根据 OECD 数据整理自绘）。

注：2022 年数据为 Break 值。

仅向穷人提供的老年人护理服务，发展为向所有符合资格标准的韩国老年人开放，这就要求资金来源从税收转向国民保险。如今，韩国长护险制度已趋于成熟。

2. 需求评估体系

韩国的长护险的对象与健康保险的参加者是一致的，全体公民都参加健康保险，这也意味着长护险也是全民参与[1]，但待遇给付对象范围限于 65 岁及以上失能老年人和未满 65 岁患有重度残疾、智力障碍等长期疾病和老年痴呆等认知障碍疾病的患者[2]。

长期护理中心的每个地方分支机构都组织和管理一个长期护理等级评定委员会，由医生、护士和其他卫生和社会服务方面的专家组成。长期护理等级评定委员会的工作人员（护士或社会工作者）到申请人家中评估申请人的身体和精神状况。韩国的《长期护理需求评估与测量》的工具，依据不同的身心状态，将失能评定标准设为 5 级。等级 1 为 95 分以上，即日常生活基本需要依靠他人的协助；等级 2 为 75—95 分，即日常生活相当一部分需要依

---

[1] 黄佳豪：《日韩长期照护保险的比较研究——基于社会福利政策分析框架》，《福建师范大学学报》（哲学社会科学版）2016 年第 4 期。

[2] 华颖：《国际视野下的中国长期护理保险政策选择》，《学术研究》2021 年第 7 期。

靠他人的协助；等级 3 为 60—75 分，即部分日常生活需依靠他人的协助；等级 4 为 51—60 分，即身心机能障碍日常生活需要别人帮助；等级 5 为 45—51 分，即老年性基本患者。基于 5 级标准，对个体计算分值，评分低于 45 分也可以享受长期照护服务。另外，韩国采用《长期照护认定调查表》作为评定内容依据，调查表包括日常生活活动功能评估（Activity of Daily Living，ADL）和工具性日常生活活动功能评估（Instrumental Activities of Daily Living，IADL）2 项一级指标，下设身体机能（12 项）、认知功能（7 项）、行为改变（14 项）、照护治疗（9 项）和康复（10 项）等 52 项指标，全面且细致，有利于准确确定失能评定等级和提供精准的长期照护服务。

3. 服务供给体系

韩国照护险实施后，照护服务从原来零散的、救助性老年人福利服务发展为居家照护、机构照护和特别现金补贴三大类型。居家照护服务包括上门疗养、上门洗澡、上门看护、短期看护、昼夜间看护等护理服务；机构照护服务主要指老年人疗养机构和老人之家为老年人提供的服务；特别现金补贴①是为那些身处没有照护机构的乡镇单位或边远地区但有照护服务需要的老人提供现金②。

韩国长护险的照护服务形式为居家照护和机构照护，家庭照护服务机构主要是为老年人提供上门照料服务，包括家庭护理和生活照料服务；长期护理院为老年人提供长期居住和全面照护，包括长期照护病房，这主要是为需要长期照护的老年人提供住院式照料服务。

韩国的长期照护人员主要有护理人员、康复人员以及社工人员。护理人员：负责为老年人提供生活、卫生和医疗护理服务，包括洗澡、更衣、饮食、药物管理、康复训练等。康复人员：负责为老年人提供康复服务，包括物理治疗、语言治疗、职业治疗等，帮助老年人恢复身体功能和独立生活能

---

① 特别现金补贴包括三种情况：对那些未经过照护认证的老年人提供照护服务的家庭成员支付家庭照护费；对那些未经过照护认证的老年人提供照护服务的养老院、残疾人福利院等非指定照护机构支付特例照护费；对那些未经过照护认证的老年人提供照服务的老人医院或疗养院支付特例照护费。

② 黄佳豪：《日韩长期照护保险的比较研究——基于社会福利政策分析框架》，《福建师范大学学报》（哲学社会科学版）2016 年第 4 期。

力。社工人员：负责为老年人提供心理疏导、社交和社区支持服务，帮助老年人适应新的生活环境和社交圈子。根据 OECD 数据，韩国的长期照护正式人员总体呈增长趋势，并且在 2016—2021 年增长辐度较大，虽然机构与家庭照护人员占比有些年份有波动，但总体以家庭照护人员为主（图 3-9）。

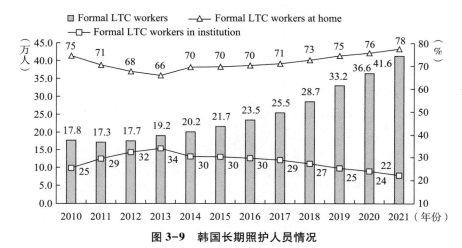

图 3-9　韩国长期照护人员情况

资料来源：OECD，"Long-term care resources and utilisation：Long term care workers：formal sector"，*OECD Health Statistics*（database），https：//doi. org/10. 1787/cf57d695 - en （accessed on 7th May 2024）（笔者根据 OECD 数据整理自绘）。

注：2014 年数据为 Break 值。

4. 综合保障体系

韩国长期照护资金主要由三个部分构成，分别为长护险缴费、国家财政支出、长期照护服务需求者[①]缴费，三者各自承担的比例为 60%、20% 和 20%。长护险费在健康保险费的基础上加收，两种保费同时征收但分别进行资金的运营，确保了长期照护资金的独立性。另外，为鼓励居家照护，韩国将居家照护个人支付费用分担比例减少到 15%，机构照护个人支付费用分担比例仍为 20%，此外，福利待遇享受者（即低收入线及以下人群）不需支付个人费用，临近低收入线人群的个人支付比例减半，即机构照护 10%，居家照护 7.5%（表 3-1）。

---

① 黄佳豪：《日韩长期照护保险的比较研究——基于社会福利政策分析框架》，《福建师范大学学报》（哲学社会科学版）2016 年第 4 期。

表 3-1   韩国长期照护保险筹资表

资金来源	主要内容	
保险费	照护保险的参加对象与健康保险的参加对象相同	
	照护保险费＝健康保险×长期照护保险费率	
	照护保险费与健康保险费一同征收，之后以各自福利会计管理的方式管理	
	照护费率由长期照护委员会审议后以总统令方式公布	
政府支出	承担本年度照护保险费预算收入的 20%	
	承担医疗救助对象的照护保险费	
个人分担	居家照护	机构照护
一般对象	15%	20%
低收入层	7.5%	10%
基础生活保障者	0	0

资料来源：［韩］李光宰：《老年照护保险制度的理解》，韩国京畿：共同体出版社 2007 年版，第 213 页。

韩国的长期照护在数据共享中存在以下问题。其一，数据孤岛。不同的长期照护机构之间、不同医疗机构之间的数据无法共享，导致信息孤立，难以形成完整的老年人健康档案。其二，数据不完整。由于长期照护机构的数据采集方式和标准不一，医疗机构和长期照护机构之间的信息交流不畅，导致数据不完整、不准确，难以提供有效的数据支持。其三，隐私保护。老年人的健康数据涉及个人隐私，需要保护。但在数据共享中，如何保护老年人的隐私成为一个难题。其四，技术问题。由于技术的限制，数据流通受到一定的限制。例如，医疗机构和长期照护机构的数据格式不统一，难以实现数据无缝衔接。这些问题限制了长期照护数据的流通和利用，影响了老年人的健康管理和照护服务的质量。

5. 行业监管体系

在监督机制方面，韩国长护险制度由中央政府负责指导和监督，地方政府负责护理机构的设立、审评和监督，具体运营由保健福利部指导和监督的健康保险机构负责。健保福利机构下设长期护理委员会，这一委员会的长官由保健福利部的长官担任，委员人数为17—21名，由三类人组成：（1）雇员、雇主、市民、老年群体、农渔民群体、个体从业者的代表；（2）护理或医疗界的代表；（3）中央行政机关的公务员或是长期护理相关的研究人员等。依照《长期护理保险法》第六条的规定，为能提供老年人完整的长期护理给付，保健福利部以5年为单位拟订了以下各项目的长期护理基本计划：各年度长期护理给付对象与筹资计划；各年度长期护理机构以及长期护理专业人员的扩充方案；其他老年人的长期护理相关事项以总统令形式制定；地方政府首长须依据长期护理基本计划，进行细化，形成更细致的规划。

（四）荷兰

从OECD的数据来看（图3-10），荷兰的长期照护支出占GDP的比重波动幅度较大，呈现先升后降再升的趋势，2010年长期照护支出占GDP的比重最低，仅为2.61%，在2020年达到了3.24%的峰值，随后又逐渐下降，2022年长期照护支出占GDP的比重下降到了2.89%。

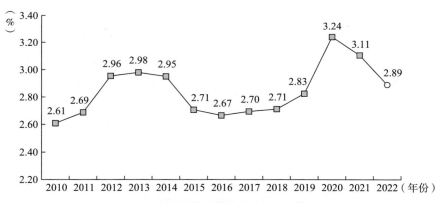

图3-10 荷兰长期照护支出占GDP的比重

资料来源：OECD，"Health expenditure and financing：Health expenditure indicators"，*OECD Health Statistics*（database），https：//doi.org/10.1787/data－00349－en（accessed on 07 May 2024）（笔者根据OECD数据整理自绘）。

注：2022年数据为Estimated value值。

1. 政策支撑体系

在荷兰建立正式的长护险制度之前，各种类型的老年照护服务和设施就已经存在。1965年的《社会救助法案》为社会中无法承担照护服务费用的人提供了获得财务救助的机会。1968年颁布了《特别医疗费用法》，这是一部具有强制性的、面向所有国民的老年长护险法案①，荷兰也因此成为世界上第一个建立老年长护险制度的国家。1995 年，荷兰设立了"个人照护预算制度"，扩大个人的照护服务选择权。2003 年对 1968 年颁布的《特别医疗费用法》进行了改革，规定长期照护服务不再限定为特殊机构才能提供，而是所有的照护服务提供者都可以向被照护者提供服务。2007 年通过的《社会支持法案》旨在适当扩大长期照护中的个人责任，缩减国家责任②。2008 年荷兰对老年长期社会保险进行了新一轮的改革③，主要目的是提升照护服务供给质量。2015 年荷兰对老年长期照护社会保险再一次改革，实施了新的《长期护理法案》④ 来代替之前的《特殊医疗费用法》，保障了照护服务的可持续发展。

2. 需求评估体系

荷兰的长期照护服务对所有需要的人都是开放的，不受收入水平和社会身份等因素的影响，且更加倾向于服务社会中低收入底层群体，最大限度地保障服务的公平性。因此，荷兰长期照护具有的目标对象覆盖范围广、普遍性等特征⑤。

荷兰的照护服务评估中心是专门负责审查申请者资格的单独机构，该中心采用特定的标准、规范的程序来决定申请者是否有资格享受相关服务，另外，在评估时还会考虑申请者的家庭照护资源。通常，只要通过了相关机构的需求评估，照护服务申请者就可以马上获得相应的照护服务⑥。

---

① 罗丽娅:《荷兰老年长期照护服务的政策演进、实践逻辑及价值启示》,《社会保障研究》2020 年第 4 期。

② Grootegoed E. , Van Dijk D. , "The Return of the Family? Welfare State Retrenchment and Client Autonomy in Long-Term Care", *Journal of Social Policy*, 2012, 41（4）, pp. 677–694.

③ 此次改革内容:（1）对老年长护险制度的资格条件进行修订;（2）在全国范围内建立统一性的资格标准, 同时完善老年长期照护服务的需求评估;（3）把老年长期照护项目的康复性治疗部分划入医疗保险项目中, 减少老年长护险基金的支出负担;（4）老年长护险基金不再负担照护机构中的住宿费用, 但是政府会为低收入者发放机构住宿费用补贴;（5）将老年长护险的预算制定方法由"以服务供给为核心"变为"以服务需求为核心", 从而保障照护服务使用者拥有更大的选择权;（6）引入"照护服务包"制度。

④ 主要内容:重新界定长期照护;缩小家庭照护覆盖范围;对居家护理之外的照护服务实行分散化管理;缩减照护成本支出。

⑤ 罗丽娅、丁建定:《典型福利国家老年长期照护服务的国际比较与价值启示》,《经济社会体制比较》2021 年第 1 期。

⑥ 罗丽娅:《荷兰老年长期照护服务的政策演进、实践逻辑及价值启示》,《社会保障研究》2020 年第 4 期。

3. 服务供给体系

荷兰的长期照护服务分为正式照护和非正式照护，其中正式照护主要包含了机构照护和居家照护，非正式照护主要是邻里照护。居家照护不同于非正式照护，在服务内容上，非正式照护主要是帮助老年人外出代购、进行社会活动等活动上，而居家照护主要是他人为老年人提供洗衣、如厕、穿衣、洗澡等日常基本生活能力的服务；在服务性质上，非正式照护大多是免费的互助互济行为，而居家照护则是需要付费的照护服务①。机构照护则主要是为那些居住在护理疗养院等地方的老人提供持续性的监护服务。

荷兰的机构照护主要由非营利机构提供服务，包括照护院和养老院。照护院主要是提供诊断和评估、照护服务、康复和临终服务；养老院则是为不能单独居住的老人提供居住环境、行为治疗和药物治疗。照护院和养老院都面向社区提供设施，为社区老人提供日间照护②。照护人员主要有正式照护人员和非正式照护人员。根据 OECD 数据，荷兰的正式照护人员近年来呈现先减后增的趋势，机构照护人员占比较大，且比家庭照护人员多（图 3-11）。

4. 综合保障体系

荷兰长期照护保险的资金来源主要有三个部分：强制性的社会保险、政府税收和个人自付，其中强制性的社会保险占了 70%，是最主要的来源。每个 15 岁以上有收入的荷兰人都必须缴纳这项保险，税务办公室会直接从他们的收入和工资中扣除保费，并将其划入由健康保险理事会管理的特别医疗支出基金。政府税收占了 22%，是第二大来源。健康保险理事会每年会提前制定特别医疗支出基金的预算，政府根据这个预算来分配公共资金。个人自付占了 8%，是最小的来源。个人自付的比例主要取决于服务使用者的年龄和收入水平，不同的服务项目也有不同的收费标准③。

荷兰长期护理的数据来源不够完整和一致，且其数据来源过于关注机构

---

① 罗丽娅：《荷兰老年长期照护服务的政策演进、实践逻辑及价值启示》，《社会保障研究》2020 年第 4 期。

② 方雨：《荷兰长期照护保险制度述评》，《中国医疗保险》2015 年第 5 期。

③ 罗丽娅：《荷兰老年长期照护服务的政策演进、实践逻辑及价值启示》，《社会保障研究》2020 年第 4 期。

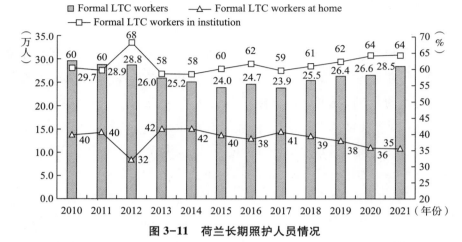

图 3-11　荷兰长期照护人员情况

资料来源：OECD，"Long-term care resources and utilisation：Long term care workers：formal sector"，*OECD Health Statistics*（database），https：//doi. org/10. 1787/cf57d695 - en（accessed on 7th May 2024）（笔者根据 OECD 数据整理自绘）。

注：2012 年数据为 Break & Estimated value 值；2010—2011 年、2013—2021 年数据为 Estimated value 值。

护理，因而无法反映老年人所接受的实际护理情况[①]。此外，还存在收集的数据的质量不够高以及不同地区之间缺乏标准化等问题。

三　医疗系统私人照护模式

医疗系统私人照护模式是单制度全覆盖模式的子模式之三，这种模式的基础是通过公共卫生系统来提供资金并且支付长期照护的费用[②]，典型国家为比利时。

（一）比利时

比利时长期照护支出占 GDP 的比重呈现先升后降的趋势，2018 年达到顶峰，占比 2. 71%，随后又逐渐下降，2021 年的比重为 2. 37%（图 3-12）。比利时作为一个联邦国家，其长期护理的责任由政府的各个层级分担。

---

①　Alders，Peter，Schut，Frederik T.，"The 2015 long-term care reform in the Netherlands：Getting the financial incentives right？"*Health Policy*，2018.

②　Colombo，F.，et al.，"Help Wanted？：Providing and Paying for Long-Term Care"，*OECD Health Policy Studies*，OECD Publishing，Paris，2011.

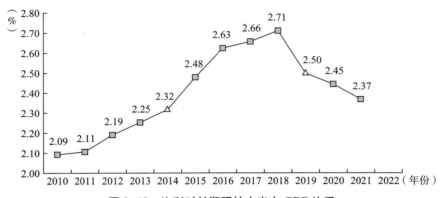

图 3-12　比利时长期照护支出占 GDP 比重

资料来源：OECD，"Health expenditure and financing：Health expenditure indicators"，*OECD Health Statistics*（database），https：//doi. org/10. 1787/data-00349-en（accessed on 06 April 2023）（笔者根据 OECD 数据整理自绘）。

注：2014 年和 2019 年数据为 Break 值，2022 年数据 OECD 未更新。

1. 政策支撑体系

比利时政府于 1997 年出台了与老年人照护相关的四项政策协议，主要用于指导老年照护机构有序发展。在 2012 年年初通过了国家第六次改革，规划自 2015 年始，针对老年人护理和长期照护政策实施全面改革。此外，在 2014 年比利时出台了关于家庭照顾者社会认可的相关法律，定义照顾者为"为需要帮助的人提供定期或持续援助和支持的人"。

比利时通过多项政策，为长期护理对象提供了全面的保障。1970 年代，比利时实施了医疗保险制度，为所有居民报销基本的医疗费用。1980 年代，比利时推出了家庭护理服务法，为需要长期护理的老年人和残疾人发放津贴，并鼓励家庭或志愿者参与护理。1990 年代，比利时制定了社区护理服务法，为长期护理对象提供更多的选择和支持，如日间照料、居家护理、辅助设备等，并建立了跨部门协调机制。2000 年以来，比利时实行了长护险制度，要求所有 65 岁及以上的居民参加，并每月缴纳约 25 欧元的费用。该保险主要覆盖非医疗性的日常生活辅助服务。

比利时没有专门针对长期护理的法律法规，而是依据一系列涉及健康、福利、社会保障等领域的法律法规来规范和监督长期护理服务。在 2002 年出台的《患者权利法》（*Law on Patient Rights*）规定了患者在接受医疗或非医疗性质的长期护理时享有的权利。2014年《关于老年人福利中心卫生政策方面合作协议》（*Cooperation Agreement on Health Policy between Elderly Welfare Centres*）确定了联邦、区域和社区层级之间在老年人福利政策方面的合作原则。

2. 需求评估体系

比利时使用BelRAI来评估老年人对长期照护的需求。首先，这是一种基于互联网的标准化评估系统，可以测量老年人在身体、心理、社会和环境方面的功能状况和服务需求。同时，BelRAI可以应用于居家护理、住宅护理和医院护理等不同的护理环境。在BelRAI的具体实施中，护理人员必须在一个中央数据库（CoBHRA plus）中注册，以获得对BelRAI平台的访问权限，并根据患者的护理环境选择不同的评估工具，如家庭护理、机构护理、急性护理或心理健康护理。其次，护理人员需要将在线问卷收集患者在身体、心理、社会和环境方面的信息，然后输入BelRAI系统中。最后，Bel-RAI系统根据输入的信息生成一份综合报告，包括患者的功能状况和服务需求评分以及相应的照护建议，护理人员可以根据报告制订个性化的照护计划，并与其他相关部门或机构共享数据，实现跨境沟通和协作。

3. 服务供给体系

在服务模式方面，比利时的长期照护由正式照护和非正式照护组成。比利时拥有种类丰富的正式照护服务，可以满足老年群体差异化需求，并重视医养结合进行服务的提供。具体来说分为三种服务方式：第一，机构照护，由老年照护机构提供，中等及以上失能老年人可在机构或者家里接受机构护理服务；第二，家庭照护，由社区护士进行服务提供，服务人群和机构照护相统一，老年人可以居家接受家庭照护服务；第三，短期医疗服务，提供的主体为日间照护中心和短期照护中心，主要为老年人提供氧疗、透析、姑息治疗等医疗服务；第四，生活照护服务，社区工作者、志愿者向老年人提供基本的生活照护。非正式照护作为正式照护的补充存在，减轻了老年群体面临价格较高的正式照护服务的压力。另外，比利时政府鼓励非正式照护的发展，积极通过经济补偿、扩大法律和社会权利来维护非正式照护者的权益，并对非正式照护者进行培训，助力他们提供标准化、高质量的照护服务。

4. 综合保障体系

在资金方面，比利时各照护机构财务是独立的，在满足一定条件的情况下可以获得政府资助，具体包括遵守照护机构和其他相关部门的政策法规，获得所在行政区认可，保障老年群体照护档案的健全等。值得注意的是，政府资助的费用主要用于向护士、护工、康复师护工等工作人员发放工资以及护理设备的采购、临终关怀服务的提供、数据处理和向政府提供数据等方面的开支。在具体到照护机构每日费用时，资金来源又被分为护理费用和生活费用两部分，其中护理费由政府通过社会保险进行给付，生活费（居住、食物和房间服务）由享受服务的老人通过退休金和私人保险等进行给付。

在数据资源方面，比利时的照护机构使用数字化资产管理（DAM）系统来管理、存储、共享和分发各种类型的数字内容，如图片、视频、音频等，提高了照护质量和效率，降低了成本和风险，增强了患者满意度和信任度。具体而言，DAM 系统在医院和社区照护机构之间建立了一个统一的数字内容库，方便各个部门和人员之间的协作和沟通。同时，DAM 系统帮助医院和社区照护机构优化数字内容的存储和备份，保障数据安全和可靠性。如，DAM 系统可以根据不同类型的数字内容设置不同级别的访问权限和加密方式，防止数据泄露或篡改。DAM 系统也可以根据不同类型的数字内容设置不同周期的备份策略，防止数据丢失或损坏。此外，DAM 系统根据不同类型的数字内容设置不同渠道的分发方式，如电子邮件、网站、移动应用等，并且自动适配不同设备的显示效果，从而可以帮助医院和社区照护机构提升数字内容的分发效率和质量，增加用户满意度。

5. 行业监管体系

比利时的长期护理服务由联邦、区域和社区层级共同管理，各层级有不同的职责和权力，联邦层级负责健康保险制度，区域层级负责住宅和机构护理服务，社区层级负责社会服务和家庭护理服务。在具体监管方面，比利时政府对照护机构以及养老机构有着严格的规章和监察机制要求。地方政府是主要的监督机构，通过和照护机构签订合同，规定辖区内照护机构均要定期接受地区政府的检查。同时，照护机构的医护人员的职业资格接受严格的检查，照护机构的医护人员配比应依照其级别以及服务老人的失能程度进行配备，严格遵循国家标准。

第二节　混合模式[*]

在混合模式下，许多国家的长期照护的覆盖范围是通过不同的普遍方案

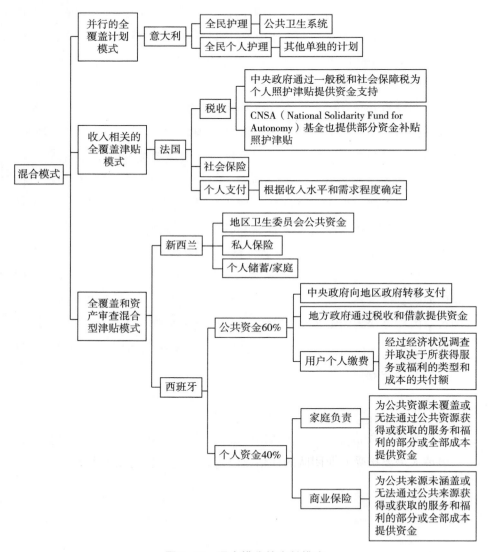

图 3-13　混合模式的支付模式

＊　本节由杨一帆、王双双、米源源执笔。

和福利的混合运作，许多国家没有单一的长期照护系统，而是由一系列长期照护全覆盖计划、需要资产审查的补助计划等构成①。它包含三种亚模式，并行的全覆盖计划（Parallel universal schemes）；收入相关的全覆盖津贴（Income-related universal benefits）；全覆盖和资产审查混合型津贴［Mix of universal and means-tested（or no）benefits］②。

一　并行的全覆盖计划模式

这种模式是混合模式的子模式之一，它主要依赖不同的、并行的覆盖计划，来为不同类型的护理服务提供全民覆盖，如部分南欧和北欧国家、意大利和波兰等国即采用这种模式。通常情况下，全民护理是通过公共卫生系统提供资金支持，而全民个人护理则是其他单独的计划来提供支持③。

意大利

根据 OECD 数据，意大利在 2019 年前，长期照护支出占 GDP 的比重较稳定，保持在 0.90%—0.95%，2020 年达到了 0.97% 的峰值，随后逐渐下降到 2022 年的 0.89%（图 3-14）。

1. 政策支撑体系

意大利的长护险于 1978 年建立，是国家健康服务④提供的全民健康覆盖系统的一部分。2015 年国家改革法律（第 107/2015 号法律）为不能支付长期照护的人设立了一项新的基金，为需要长期照护的人提供家庭护理和住宿护理服务。

2. 需求评估体系

意大利长期照护服务保障的对象主要是针对有长期照护需求的老年人。长期照护服务的资格标准因地区而异，但均取决于申请人的依赖程度和收入，申请人需要接受专业团队的评估，以确定他们的长期照护需求。

---

① 陈鹤：《长期照护服务筹资：国际经验和中国实践的启示》，《医学与哲学（A）》2014 年第 35 卷第 9 期。

② Colombo, F., et al., "Help Wanted?: Providing and Paying for Long-Term Care", *OECD Health Policy Studies*, OECD Publishing, Paris, 2011.

③ Colombo, F., et al., "Help Wanted?: Providing and Paying for Long-Term Care", *OECD Health Policy Studies*, OECD Publishing, Paris, 2011.

④ 国家健康服务：National Health Service（Servizio sanitario nazionale, or SSN）。

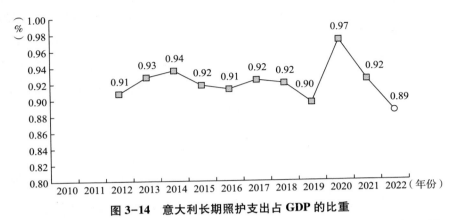

图 3-14　意大利长期照护支出占 GDP 的比重

资料来源：OECD，"Health expenditure and financing：Health expenditure indicators"，*OECD Health Statistics*（database），https：//doi. org/10. 1787/data – 00349 – en（accessed on 07 May 2024）（笔者根据 OECD 数据整理自绘）。

注：2022 年数据为 Estimated value 值，2010—2011 年数据 OECD 未更新。

　　长期照护服务的需求评估由不同的参与者进行，具体取决于服务的设置和类型。一般而言，家庭照护主要由全科医生或由当地卫生单位的卫生和社会专业人员来进行评估。评估基于功能标准（如 ADLs[①] 和 IADL[②]）和社会标准（如家庭支持和生活条件），评估结果将用于确定每个受助人的资格和家庭照护服务的强度。机构、医院照护由医生或由当地卫生单位或医院的卫生专业人员组成的多学科小组进行评估，评估依据临床标准（如诊断、严重程度、预后等）和功能标准，以确定每位受助人的资格和医院护理服务类型。

　　3. 服务供给体系

　　意大利的长期照护主要包括家庭照护、机构照护以及医院照护。家庭照护服务包括个人护理、康复护理、社会护理[③]和姑息护理[④]等。机构照护服务包括住宿设施（如养老院和辅助生活设施）和临终关怀，机构照护服务为不能在家中独立生活的人提供住宿、个人护理、康复护理、社会护理和姑息

---

①　ADL：Activites of Daily Living.
②　IADL：Instrumental Activites of Daily Living.
③　如送餐、交通灯照护。
④　如缓解疼痛和心理支持。

治疗。医院照护服务主要为患有慢性疾病或是需要手术、重症监护等人提供相应的照护。

在不同的照护类型中，照护人员主要包括全科医生、护士、家庭照护助理以及其他专业人士。根据 OECD 数据（图 3-15），意大利机构中的长期照护正式人员人数波动在 3 万人内，2012 年人数最少，仅 13.1 万人；2017 年人数最多，高达 16.1 万人。

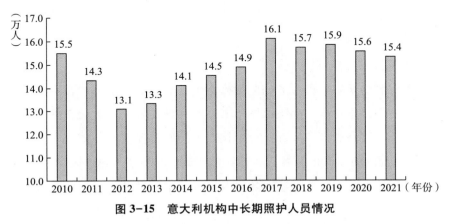

图 3-15　意大利机构中长期照护人员情况

资料来源：OECD，"Long-term care resources and utilisation：Formal long-term care workers in institutions"，*OECD Health Statistics*（database），https：//doi. org/10. 1787/cf57d695-en（accessed on 7th May 2024）（笔者根据 OECD 数据整理自绘）。

注：2022 年数据 OECD 未更新。

4. 综合保障体系

国家健康服务由中央政府征收的公司税和增值税收入提供资金，并分配给地方政府，地方政府负责通过地方卫生单位提供保健服务。中央政府制定国家卫生政策和优先事项，以及基本福利一揽子计划（LEA），其中规定了必须向所有公民保证的最低服务水平和服务质量。但是，各地区在确定其卫生系统的宏观结构以及长期保健服务的组织和提供方面享有很大的自主权，这导致了长期医疗服务在获取、质量和支出方面的巨大区域差异。

意大利的长期照护服务的数据资源使用有限且分散，没有针对长期护理的全面国家信息系统来收集关于不同环境和提供者的长期护理服务的供应、需求、质量和结果的数据。仅在国家或区域一级有部分数据来源，例如：国家统计局（ISTAT）收集和发布人口、卫生、社会保护和社会服务方面的数据，包括长期保健服务接受者、提供者和支出等指标。卫生部负责收集和公布有关保健服务的数据，包括医院和住宅设施中长期护理床位、入院和出院的一些指标。区域卫生服务局（AGENAS）负责收集和发布卫生系统绩效数据，包括关于不同区域长期卫生服务质量和结果的一些指标。国家长期护理观察站（Osservatorio nazionale sula non autosufficienza）根据各种来源的数据编制长期护理问题的报告和分析。然而，这些数据源通常是不完整的、不一致的或过时的，并且不允许在不同的设置和提供者之间对长期照护服务进行全面和可比的评估。

5. 行业监管体系

在意大利，长期照护服务的监测机制也是有限和分散的。在不同的环境和提供者之间，没有全面的国家框架来监测和评估长期护理服务的质量、效率和有效性。但是也有一些部门会对长期照护服务监管，如国家区域卫生服务局①，负责监测和评估区域卫生系统的绩效，包括关于长期照护服务质量和结果的指标，并且该机构还向各地区提供技术援助和指导，以改善其长期医疗服务。

二　收入相关的全覆盖津贴模式

这种模式是混合模式的子模式之二，典型国家有爱尔兰、澳大利亚、奥地利和法国。在这些国家中，被评估为符合照护需求的人都能得到公共福利，但是其金额会根据受益人的收入进行调整，受益人的收入越少，公共系统支付的金额就会越多。这些国家也会通过卫生系统②或地方政府③来提供额外福利。下文将以法国为例来深入探讨这种模式。

法国

2010 年至 2021 年法国的长期照护支出占 GDP 的比重呈上升趋势，其中，2019 年至 2020 年上升趋势尤为明显，上升约 0.26 个百分点，在 2020 年达到了 2.01%（图 3-16）。法国的长期照护资金来源为政府支付和商业保

---

① 国家区域卫生局：National Agency for Regional Health Service，AGENAS。
② 如法国。
③ 如奥地利和澳大利亚。

险，以社会保险和政府税收为基础，以商业保险为补充。

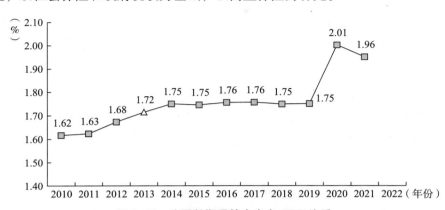

图 3-16　法国长期照护支出占 GDP 比重

资料来源：OECD，"Health expenditure and financing：Health expenditure indicators"，*OECD Health Statistics*（database），https：//doi. org/10. 1787/data-00349-en（accessed on 7th May 2024）（笔者根据 OECD 数据整理自绘）。

注：2022 年数据 OECD 未更新。

1. 政策支撑体系

法国的长期照护制度起源于 1997 年建立的失能老人特殊照护津贴。随后分别在 2002 年和 2005 年为了实现降低成本，提高受益人数的政策目标对该制度进行了完善，分别是 2002 年实施的个人自主津贴制度，以及 2005 年出台的"失能老人计划"。这三项政策构成法国特有的失能老人长期照护制度，扩大了法国长期照护制度的保障范围。

法国于 2001 年在全国实施了 Allocation personnalisée dáutonomie（APA）护理津贴制度，为 60 岁及以上有护理需求的老人提供经济支持，筹资主要依靠地方政府的税收和中央转移支付，津贴的金额根据个人的护理需求和收入水平而定。2004 年，法国出台了应对老龄化计划，提高了长期护理津贴的水平，改变了中央和地方政府的筹资比例，建立了 CNSA 基金（National Solidarity Fund for Autonomy），用于改善失能老人的医疗、住房、居住条件，为 APA 护理津贴提供资金支持，调整和完善家庭护理服务，推动长期护理产业化。2007 年至 2012 年，实施了阿兹海默症（Alzheimer）计划，重视阿兹海默症导致的失能老人长期护理问题，加强专业技术培训。通过这些政策的逐步推进，法国建立了以 APA 护理津贴为核心的长期护理津贴制度。

2. 需求评估体系

在需求评估方面，法国采用了一个统一的需求评估工具，即 AGGIR（Autonomie Gérontologie Groupes Iso-Ressources）量表，用于评估老年人在日常生活中需要多少帮助。AGGIR 量表由法国卫生部和社会事务部于 1997 年制定，是一种多维度的评估工具，包括 10 个日常生活活动（ADL）和 7 个工具性日常生活活动（IADL），以及认知、行为和社会参与等方面。评估者通过观察和询问老年人或其家属，对每个项目进行打分，然后根据打分结果计算出一个综合指数，即 GIR 等级。并根据评估结果将它们分为六个等级（GIR 1—6），其中 GIR 1 表示最高程度的依赖性，GIR 6 表示最低程度的依赖性。根据不同的 GIR 等级，老年人可以获得不同类型和金额的现金补助或服务券，2021 年依赖程度为 GIR 1（最高级别）的人，每月最高可获得 1776.59 欧元；依赖程度为 GIR 2 的人，每月最高可获得 1499.27 欧元；依赖程度为 GIR 3 的人，每月最高可获得 1122.27 欧元；依赖程度为 GIR 4（最低级别）的人，每月最高可获得 845.59 欧元，这些金额会根据收入水平和居住地点进行调整。

3. 服务供给体系

在服务形式方面，法国的长期照护体系主要分为居家照护、机构照护以及过渡性照护。第一，居家照护。在个人住所或其他非专业场所提供的医疗或非医疗服务，如护理、清洁、饮食等。居家照护是法国长期照护政策的重点，占据了长期照护支出的近一半，其主要资金来源是个人自主补助金（APA），该补助金由国家、地区和市政层面共同出资，根据老年人的收入和依赖程度确定补助金额。第二，机构照护。在专业场所提供的医疗或非医疗服务，如养老院、康复中心、日间中心等。机构照护的主要资金来源是社会保障制度，包括医疗保险和残疾保险。机构照护的费用较高，老年人需要支付一定比例的自付费用。第三，过渡性照护。为了缓解个人或家庭的压力而提供的临时性服务，如暂住服务、替换服务等，过渡性照护的主要资金来源是社会福利制度，包括社会援助和社会服务，目的是提高被照护者的生活质量和自主能力。

在服务人员方面，居家照护提供者，主要为自雇的医生和护士，以及社区护理服务（SSIAD）提供。SSIAD 是法国最常见的居家护理服务之一，完全由法定医疗保险（SHI）资助和国家团结基金会（CNSA）管理，目前有约 3000 个单位，为约 40 万名患者提供服务。SSIAD 一般由雇用的护士助理和少数自雇的护士提供的居家护理服务，主要针对老年人和残疾人。机构照护提供者，主要由养老院、康复中心、日间中心等提供，这些机构可以是公共的、私营的或非营利性的，主要通过按病例付费（DRG）的方式获得报酬。过渡性照护服务，主要提供暂住服务、替换服务等，这些服务可以由公共或私营机构提供，通常由法定医疗保险或个人自付资助。

4. 综合保障体系

法国失能老人长期照护制度的资金来源主要有三个渠道：一是税收，包括增值税、遗产税等；二是社会保险，包括退休金、医保等；三是个人自付，根据收入水平和需求程度确定。政府层面的资金支持主要有两个方面：中央政府和地方政府。中央政府通过一般税和社会保障税为个人照护津贴提供资金，同时也通过 CNSA（National Solidarity Fund for Autonomy）基金给予部分资金补贴。地方政府则接受中央政府的转移支付，并通过税收和社会捐赠等方式筹措资金①。市场层面的资金来源主要是长护险，这种保险大多由医疗保险资助。

在数据资源方面，为了整合长期护理和医疗机构的数据资源，法国地方政府应建立信息协调中心，负责协调机构护理和家庭护理的服务配置，为老年人提供信息指导和护理建议服务，协助专业人员评估老年人需求和制订护理计划，预测长期护理津贴支付风险。同时，建立地区老年健康网络，实现卫生和社会服务部门、医疗机构和长期护理的资源整合、疾病预防和风险控制，根据老人和家庭的信息反馈评估机构和服务质量，促进职业培训，为个人提供健康和长期护理解决方案。

5. 行业监管体系

监督机制方面，国家基金是长期照护资金的统筹和监管者，其监管职能主要有三个方面：一是管理所有与失能老人相关的预算；二是管理不同服务

---

① OECD,"Health at a Glance 2021：OECD Indicators", *OECD Publishing*, Paris, 2021.

主体之间的关系，如通过与各种组织代表（包括协会、总理事会、社会福利机构等）签订协议，解决各部门职责和机构不协调导致的运行低效问题；三是通过调研等方式，提出创新性的想法，以更好地为失能老人服务。政府部门制定护理需求评估标准并收集个人基本信息，由专家或专门的医护人员担任个人护理管理者，为受益者制订长期护理服务计划，协助受益者选择不同部门、不同等级的护理服务，满足受益者的护理需求。引入合同制到管理制度中，受益者在个人护理管理者的指导下，与护理机构签订合同，通过合同约束服务提供机构的行为，保护受益者的合法权益。服务购买者和提供者的角色分离，地方政府从服务提供者变成服务机构监管者。同时，通过建立机构准入制度、服务质量监管制度、服务技能资格鉴定机制、长期护理服务最低工资制等配套措施和政策，保证不同性质护理机构公平竞争的同时，提高长期护理服务的质量。

三　全覆盖和资产审查混合型津贴模式

这种模式是混合模式的子模式之三，典型国家有瑞士、西班牙、新西兰等国家，这些国家的全民福利适用于与健康相关的家庭或机构专业护理[①]和家庭中的个人护理[②]。这种模式的国家主要是部分普惠，部分需要评估收入和资产审查，以获得不同类型的长期照护服务[③]。

（一）新西兰

新西兰长期照护支付占 GDP 的比重约为 1.9%。新西兰的长期照护主要由政府、私人保险和个人支付，其中政府的支付占比最大，约为 80%。新西兰的长期照护开支在过去十年中一直保持相对稳定，随着老龄化和医疗成本的增加而上升。

1. 政策支撑体系

新西兰的长期照护服务受到一系列法律和战略的规范，旨在确保老年人长期护理服务的质量、公平、可及性、可负担性和可持续性。2018 年出台了

---

① 如瑞士。

② 如新西兰。

③ 比如西班牙获得现金和实物服务的权利略有不同，现金津贴是普遍的，但实物服务不是所有人都能获得的。

《住宅护理和残疾支持服务法》，该法规定了获得长期照护服务公共资金的资格标准和评估过程、DHBs[①] 和服务提供者之间的合同安排，以及每个地区居民为合同护理服务所需支付的最高费用。另一个影响长期居家护理的关键法律是 2001 年《卫生和残疾服务（安全）法》，该法确立了一个针对卫生和残疾服务提供者的认证和审核制度，要求服务提供者遵守卫生和残疾部门标准，这些标准明确了服务提供、消费者权利、组织管理、服务提供规划和评估、安全实践和约束最小化的最低要求。

除了相关法律，长期照护服务的提供还受到国家战略的影响。2016 年新西兰卫生战略为卫生系统实现五个战略主题提供了框架：以人为本、更靠近家庭、价值和高绩效、一体化团队和智能系统。2019 年实施养老服务改革，旨在改善养老服务质量、可及性、可持续性和公平性。2020 年实施养老金改革，旨在将领取养老金的居住条件由现有的 10 年提高到 20 年，以应对人口老龄化和财政压力。

2. 需求评估体系

在新西兰主要通过地区卫生委员会（DHB）或 DHB 资助的需求评估和服务协调机构（NASC）对长期照护需求进行评估。具体评估过程如下：首先，个体需要申请需求评估，新西兰公民可以直接联系当地的 DHB 或 NASC，或者由他们的医生、其他卫生专业人员、家庭成员或朋友转介。其次，需求评估员将访问该人在家中或其他合适的地方，进行面谈并收集有关他们的健康状况、功能能力、个人情况和支持网络的信息。需求评估员还将使用标准化工具，如 InterRAI[②]，来测量个人的需求水平和风险。根据评估结果，需求评估员将确定该人是否符合长期居家护理或其他类型服务（如家庭支持、日间照料或暂时性照料）的标准，并收集评估对象协服务提供者和地点的偏好和选择。最后，需求评估员将制订一份服务计划，概述为该人推荐的服务和资金安排。服务计划将由一名服务协调员审查，他将根据服务计

---

① DHBs 是地区卫生委员会的缩写。它们负责在各自的地区规划、资助和提供卫生和残疾服务。新西兰有 20 个 DHB，每个 DHB 覆盖不同的地理区域和人口。

② InterRAI 是国际居民评估工具的缩写。它是一套综合的临床评估工具，用于评估老年人和残疾人在不同护理环境（如家庭护理、长期护理、急性护理、精神卫生护理和姑息治疗）中的需求、优势和偏好。

划安排和监督服务的提供，服务协调员还将定期审查服务计划，以确保它符合个人不断变化的需求和偏好。

3. 服务供给体系

在服务内容方面，长期护理主要在居家环境中提供，通过与地区卫生委员会（DHB）签订合同，由提供长期居家护理服务的养老院或医院提供服务，长期照护服务内容的差异取决于居民所需的护理类型和水平。新西兰有四种类型的长期照护服务：养老院护理、持续护理（医院）、失智症护理和专科医院护理（老年精神病护理）。养老院护理为居民提供个人护理和支持，这些居民大多能够独立生活，但需要一些日常活动的帮助。持续护理（医院）为有复杂健康需求并需要定期关注的居民提供护理和医疗监督。失智症护理为有中度至重度失智并需要不断监督和帮助的居民提供安全和专业的护理。专科医院护理（老年精神病护理）为有严重影响其行为和功能的精神健康问题的居民提供密集的护理和医疗治疗。

在人员供给方面，参与长期照护服务的人员包括注册护士、入学护士、执业护士、卫生保健助理、联合卫生专业人员、全科医生、专科医生、药剂师、管理人员和行政人员。其中，注册护士负责评估、计划、实施和评价居民的护理；入学护士在注册护士的指导和委派下，根据其执业范围提供护理；执业护士是经过高等教育和临床培训的注册护士，能够在其专业领域内诊断和治疗健康问题；卫生保健助理在注册或入学护士的监督下，为居民提供个人护理和支持；联合卫生专业人员包括物理治疗师、职业治疗师、言语语言治疗师、营养师、社会工作者和心理学家，他们为居民的身体、精神和社会福祉提供评估和干预；全科医生是定期为居民提供初级卫生保健的医生；专科医生是在某一特定医学领域（如老年病学、精神病学或姑息治疗）有专长的医生，为有复杂健康问题的居民提供咨询和治疗；药剂师负责为居民配发和管理药物。

4. 综合保障体系

在资金来源方面，新西兰的长期照护服务主要由来自地区卫生委员会（DHB）和工作与收入部门的公共资金和补贴或贷款资助。DHB负责为有资格获得政府通过护理补贴资助的老年人提供合同护理服务的资金，护理补贴是一种按收入和资产进行测试的现金补助，用于支付部分或全部在养老院或医院提供的合同护理服务的费用。长期照护服务的其他资金来源包括私人保险、个人储蓄或家庭贡献。然而，这些来源在新西兰并不常见或重要，因为大多数人依赖公共资金来支付长期居家护理。

数据资源包括以下几个方面：第一，标准化工具，如 InterRAI，用于测量居民的需求水平和风险。新西兰在 2015 年开始在长期居家护理中使用 InterRAI，以便为居民制订个性化的护理计划，并监测他们的进展和结果。第二，认证和审核报告，用于评估服务提供者的合规性和成果，认证和审核的结果在卫生部的网站上公开，可以用来做出有关长期住宅护理服务的决策和改进。第三，投诉程序，用于捕捉消费者的关注和反馈。投诉程序允许消费者或他们的代表直接向服务提供者或外部机构（如卫生与残疾专员、调查专员办公室或人权委员会）提出关于服务质量或安全的问题或投诉。

5. 行业监管体系

新西兰的长期照护服务主要通过卫生部或其指定机构的认证和审核进行监督。认证是指验证服务提供者是否符合《2001 年卫生和残疾服务（安全）法》和《2001 年卫生和残疾部门标准》的要求的过程。所有希望与 DHB 签订合同提供长期住宅护理服务的服务提供者都必须进行认证，根据服务提供者达到的合规水平，认证有效期最长为四年。审核是指根据《2001 年卫生和残疾部门标准》和其他相关标准或准则，卫生部指定的独立审核机构进行，评估服务提供者的绩效的过程。对于已获得认证的服务提供者，至少每三年进行一次审核，或者如果有关于服务质量或安全的问题，则更频繁地进行审核，此外，审核也可能由涉及服务提供者的投诉、事件或不良事件触发。认证和审核的结果在卫生部的网站上公开，消费者、资助者、监管者和其他利益相关者可以利用这些结果做出明智的决策，了解长期照护服务。

此外，投诉程序、倡导服务和消费者反馈也起到对长期护照护服务的问责与监督作用。投诉程序允许消费者或他们的代表直接向服务提供者或外部机构（如卫生与残疾专员、调查专员办公室或人权委员会）提出关于服务质量或安全的问题或投诉。

（二）西班牙

西班牙长期照护支出在 2010 年至 2019 年占 GDP 的比重是波动变化的，比重在 0.84%—0.88%，2019 年至 2020 年长期照护支出占 GDP 的比重陡升，上升到了 0.97%（图 3-17），西班牙拥有庞大的老年人口，消耗了约80% 的医疗保健资源，公共长期护理系统（SAAD）为有依赖需求的人提供福利和服务。

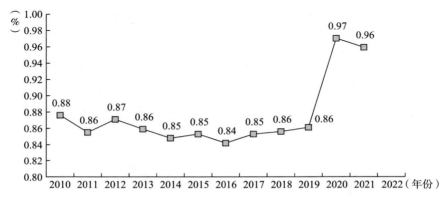

图 3-17　西班牙长期照护支出占 GDP 比重

资料来源：OECD，"Health expenditure and financing：Health expenditure indicators"，*OECD Health Statistics*（database），https：//doi. org/10. 1787/data － 00349 － en（accessed on 7th May 2024）（笔者根据 OECD 数据整理自绘）。

注：2022 年数据 OECD 未更新。

1. 政策支撑体系

面对持续增加的养老压力，以及长久以来缺乏一个全面和普遍的长期照护系统，失能人员严重依赖家庭护理和非正规的正式护理的现状，2006 年《依附法》在广泛的政治共识和社会支持下获得通过，旨在为西班牙建立一个普遍的、公共的和基于权利的长期照护系统。该法案规定了用户和看护者的权利和义务、受抚养人可获得的服务和福利目录、评估依赖和分配服务或福利的标准和程序，以及长期护理的资金来源和机制。

该法案的实施是渐进和分散的。中央政府负责制定该制度的总体框架，确定抚养标准并向地方分配资金，各地区负责制定自己的立法和法规，管理依赖性评估过程，并为其受抚养人口提供服务和福利，地方政府负责与其他各级行政部门协调并提供家庭护理服务。该法案自批准以来进行了多项改革，主要包括在通过简化程序、引入新的好处或促进行为者之间的协调来提高其有效性和效率，以及通过削减福利、增加共付额或暂停新申请来降低成本的改革。

2. 需求评估体系

在西班牙，需求评估是识别、衡量用户和护理人员对长期护理服务的需求并确定优先级的关键过程，涉及收集和分析有关用户和护理人员的个人特征、健康状况、功能能力、社会环境和偏好的信息，以及确定依赖程度、所需服务或福利的类型和强度以及用户支付的共付额。需求评估的过程受《依附法》及其后续法规的约束，该法案为评估跨地区的依赖性建立了一个共同框架。根据损伤程度和需要帮助定义了四个依赖级别：中度（Ⅰ级）、严重（Ⅱ级）、非常严重（Ⅲ级）和严重依赖（Ⅳ级）。此外，西班牙还建立了与每个依赖级别相对应的服务和福利目录，各地区负责就评估依赖性的具体标准、程序和工具制定自己的立法和条例，同时通过由社会工作者、医生或护士组成的区域或地方团队管理评估过程，评估过程包括用户或其代表的申请、团队的家访、团队的报告和地方当局的决议。

3. 服务供给体系

在服务内容方面，西班牙长期照护服务主要分为四个方面：第一，家庭护理服务，包括个人协助、远程护理、家庭帮助和家庭支持，主要是在自己家中为受抚养人提供照顾和支持，并促进他们的自主权和社会融合，由正式或非正式的护理人员提供。第二，以社区为基础的服务，包括日间护理和夜间护理中心、临时护理和短期住宿护理。服务的目的是在白天或晚上为受抚养人提供护理和支持，并为非正式护理人员提供救济和培训，由提供社会、健康和康复服务的专门设施中的正式护理人员提供。第三，住宿护理服务，包括疗养院、庇护所和其他类型的住宿设施，旨在为无法住在自己家中或需要重症监护的受抚养人提供永久或临时住所和全面护理，由提供社会、健康和康复服务的设施中的正式护理人员提供。第四，经济补贴，包括直接支付给用户或服务提供者的现金津贴、代金券或补贴，旨在补充或替代无法获得或不足以满足用户需求的公共服务以及承认和支持为受抚养人提供无偿护理的非正式护理人员的作用。

在服务人员方面，长期照护服务的提供涉及不同类型的专业人员，他们在不同的环境中工作并执行不同的任务。根据 2018 年的数据，西班牙约有 30 万名员工从事长期照护服务，占总就业人数的 1.6%。其中，约有 20 万人在住宿护理机构工作，6 万人在家庭护理服务机构工作，4 万人在社区服务机构工作。长期照护员的主要类别是：第一，个人助理，在家中或社区设施中为受抚养人提供个人护理和支持。第二，家庭佣工，在家中为受抚养人提供家务帮助和支持，具体包括执行清洁、烹饪、洗衣或购物等任务。第三，护士，为受抚养人提供医疗保健和支持，包括评估健康需求、给药、包扎伤口、监测生命体征或提供姑息治疗。第四，社会工作者，这些工作者在家庭、社区或住宅设施等不同环境中为受抚养人及其家人提供社会关怀和支持，他们执行的任务包括评估社会需求、提供信息和建议、促进获得服务和福利、协调护理计划或调解冲突。第五，治疗师，为受抚养人提供康复和支持的工作人员。他们执行的任务包括评估功能能力、提供物理或职业治疗、开发个性化程序或提供辅助设备，他们通常接受过高水平的正规教育和培训，例如物理治疗、职业治疗或言语治疗的学位或文凭。

4. 综合保障体系

在资金来源方面，西班牙长期照护服务的资金涉及不同的来源和参与者。根据 2018 年的数据，长期照护服务的总支出约为 240 亿欧元，占 GDP 的 2%。其中，约 60% 来自公共来源，40% 来自私人来源。主要的公共来源包括：第一，中央政府根据人口标准，通过向地区转移支付，为长期护理服务的融资作出贡献。这些转移旨在支付地区根据《附属法》提供的服务和福利的部分成本。2018 年，中央政府向地区转移了约 14 亿欧元用于长期照护，仅占长期照护服务公共支出总额的 10% 左右。第二，地方政府负责为《附属法》规定的大部分服务和福利成本提供资金，主要通过税收和借款为其长期照护服务支出提供资金，在某些情况下，他们还从其他来源获得资金，例如欧洲基金或私人捐款。第三，用户个人缴费，用户负责为《附属法》获得的服务和福利的部分成本提供资金，他们必须支付经过经济状况调查并取决于所获得服务或福利的类型和成本的共付额。但是，对于低收入用户或有特殊需要的用户有减免。主要的私人来源是：第一，家庭负责为公共资源未覆盖或无法通过公共资源获得或获取的服务和福利的部分或全部成本提供资金。他们可能会自费购买正规护理服务或自己提供非正规护理。第二，商业保险，负责为公共来源未涵盖或无法通过公共来源获得或获取的服务和福利的部分或全部成本提供资金。它可以是自愿的或强制的、个人的或集体的、公共的或私人的。

在数据资源方面，西班牙的长期照护制度采用个人申请、专业评估、服务计划、服务提供和服务评价的流程，建立了一个统一的信息系统，实现了各级政府和服务机构之间的信息共享和协调。数据资源的使用对于长期照护服务的规划、管理和评估至关重要，合理的数据共享与处理有助于确定用户和护理人员的需求、偏好和期望；监控服务和福利的供应、需求和质量；评估政策和干预措施的绩效、成果和影响；并支持决策制定、创新和改进。在西班牙，与长期照护服务相关的数据来源和类型各不相同，主要包括以下四类：第一，行政数据，来自公共当局或其他实体出于行政目的收集的数据，例如注册、评估、分配或支付服务和福利。第二，统计数据，官方统计机构或其他实体出于统计目的收集的数据。第三，调查数据，来自公共当局或其他实体为研究目的收集的数据，例如评估、监测或反馈。第四，研究数据，来自学术机构或其他实体出于科学目的收集的数据，例如探索、解释或创新。

5. 行业监管体系

在西班牙，长期照护服务的提供受到不同来源和级别的监管。监管的主要层面是地区。因为西班牙是一个权力下放的国家，拥有 17 个自治社区（地区），它们在社会政策方面拥有自己的能力和责任，这些地区负责就长期照护服务的提供和交付的特定方面制定自己的立法和法规，并管理各自区域的预算和资源。

西班牙设有独立的质量评估机构，负责对服务质量、效率和满意度进行定期监测和评价，发布年度报告，并提出改进建议。该机构由国家和地方政府代表组成，与社会代表和专家进行协商。该机构的主要职能有：制定和更新长期护理服务的质量标准和指标，包括服务内容、流程、结果和用户权利；设计和实施长期护理服务的质量评估体系，包括内部和外部评估，以及用户满意度调查；收集和分析长期护理服务的质量数据，以及与其他国家和国际组织的比较数据；发布长期护理服务的质量报告，包括全国和地区层面的数据和分析，以及对不同类型和级别的服务的评价；提出长期护理服务的质量改进措施，包括促进最佳实践的交流和传播，以及提供技术支持和培训。

第三节　资产审查型社会安全网模式[*]

该模式通过社会安全网计划来提供长期照护服务支持。除了健康状况外，个人和家庭的收入、资产审查被用来判断个人能否获得公共长期照护服务[①]。只有那些低于设定门槛的人才有资格享受这种公共长期照护服务或福利，而长期护理则是优先提供给那些具有高护理需求的人，这种方式为那些没有能力支付护理费用的个人提供了保障。这种模式的典型代表是英国。

英国是较早进入老龄化的国家，1950 年，60 岁及以上人口在总人口中占比已达 15.5%。为了应对不断增长的老年医疗需求，英国在医养结合方面进行了多种探索[②]。随着家庭养老功能的逐渐衰退，英国政府为了提高老年人的生活质量，从 20 世纪 50 年代后期开始逐渐推行社区照顾的养老模式。20 世纪 90 年代开始，英国就将老年人照护问题纳入社区治理，采取社区照护服务模式，通过公共机构、私营机构和志愿组织等多方参与，为老年人提供满足健康需求的照护服务。根据 OECD 数据，2013—2019 年英国长期照护支出占 GDP 的比重维持在 1.9% 左右，2019—2020 年陡升至 2.25%，在 2021 年又降至为 2.15%（图 3-19）。

---

　　*　本节由杨一帆、王双双、张欢执笔。

　　①　陈鹤：《长期照护服务筹资：国际经验和中国实践的启示》，《医学与哲学（A）》2014 年第 35 卷第 9 期。

　　②　陈晹、康健、连菲：《英国养老设施医养结合模式分析及经验借鉴》，《建筑学报》2016 年第 11 期。

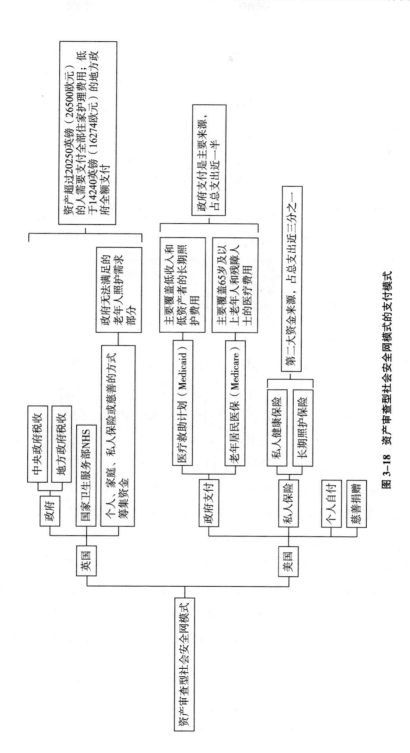

图 3-18　资产审查型社会安全网式的支付模式

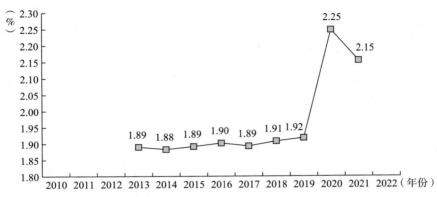

图 3-19 英国长期照护支出占 GDP 的比重

资料来源：OECD，"Health expenditure and financing：Health expenditure indicators"，*OECD Health Statistics*（database），https：//doi. org/10. 1787/data - 00349 - en（accessed on 7th May 2024）（笔者根据 OECD 数据整理自绘）。

注：2010—2012 数据缺失，2022 年数据 OECD 未更新。

1. 政策支撑体系

英国长期照护的制度源于 1601 年的《济贫法》，该法规定政府有责任为贫困老人提供照护和医疗服务。但是，当时英国并没有专门针对"长期照护"制定明确的政策，导致长期照护的资金和服务供给并未独立，照护服务的供给机制由不同的体系进行提供。1942 年《贝弗里奇报告》为英国建立现代福利国家奠定了基础。1944 年和 1948 年英国相继出台了《国家保险法案》（*National Insurance Law*）和《国家救助法案》（*National Assistance Act*），标志着英国反社会贫困的保障式法律制度走向成熟和完备[1]。1948 年，英国建立了全民医疗卫生体系（National Health System，NHS）[2]，该体系承担了保障英国公民免费医疗保健的责任，旨在为所有英国纳税人提供统一标准的医保，是英国政府最大的福利支出，也是英国福利制度的象征。1990 年英国颁布《国民健康服务与社区照护法案》，开始了社区照护实践，将长期照护服务作为社会照护的一部分，通过居家照护或者机构的方式为老年人提供减

---

① 刘宇琼、余少祥：《国外扶贫立法模式评析与中国的路径选择》，《国外社会科学》2020 年第 6 期。

② 赵青、李珍：《英国长期照护：基本内容、改革取向及其对我国的启示》，《社会保障研究》2018 年第 60 卷第 5 期。

轻或补偿老年残疾及认知缺陷等的服务，提升老年人的生活质量。1997 年英国成立了专门养老服务委员会，大力发展社区照护服务。2010 年《解放NHS 白皮书》提出"医养结合"改革，整合养老服务资源。2014 年《护理和支持法案》（*The Care and Support Act*）为英国地方当局引入了新的法律框架，包括预防或延缓护理需求、促进福祉、监督护理市场、评估家庭护理人员需求等方面的职责和义务。

2. 需求评估体系

英国长期照护制度针对的是 65 岁及以上、具有重点照护需求的老年人。这些老年人需要经过需求评估和收入、资产审查，才能获得地方政府提供的照护服务或相应的现金补助。此外，英国还有一些针对非正式照护者的政策支持措施，保障范围涉及社会服务、医疗服务和部分现金补贴计划[①]。

国家层面会提供一个供申请者参考的框架，即四个功能障碍等级[②]，各地区可以在这四个等级中进一步细化自己的标准。需求评估必须由专业的社会工作者、照护经理或经过培训的评估人进行操作[③]。申请正式的照护服务，需要进行家庭收支调查，符合资格后才能获得相应的服务，但具体资格标准、评估安排和预算安排均由地方政府决定，谁符合资格，谁不符合资格，地区差异很大，比如在英格兰地区，资产和储蓄合计在 23250 英镑以下的照护需要者可以获得社会照护预算资格[④]。实际运行中，绝大多数地方政府仅以"危急"和"重大"等级作为准入的资格标准，强调对重度功能障碍者的重点帮助，而往往残疾程度较低的部分群体需求不会得到满足[⑤]。

3. 服务供给体系

英国照护服务分为正式照护和非正式照护。正式照护包括居家照护、社区照护和机构照护。居家照护由居家照护机构、公立或慈善机构提供，主要包括生活支援、医疗护理和生活照料等服务。社区照护由社区日间照料机构

---

① 赵青、李珍：《英国长期照护：基本内容、改革取向及其对我国的启示》，《社会保障研究》2018 年第 60 卷第 5 期。

② 等级标准从低到高依次为轻度、中度、重大、危急。

③ 石玲：《社会照护给付：英国经验与中国选择》，《湖湘论坛》2019 年第 32 卷第 2 期。

④ 石玲：《社会照护给付：英国经验与中国选择》，《湖湘论坛》2019 年第 32 卷第 2 期。

⑤ 赵青、李珍：《英国长期照护：基本内容、改革取向及其对我国的启示》，《社会保障研究》2018 年第 60 卷第 5 期。

提供，主要包括日托、短期照护等服务，机构内有完善的养老设施和活动场所。机构照护由疗养院、护理院提供，主要包括门诊照护、住院生活照护和康复护理等服务。非正式照护是英国的主要照护方式，政府通过经济支撑、服务支持、弹性工作制等政策来鼓励非正式照护服务发展，该服务主要由家庭来提供，具体包括家人、朋友、邻里，服务内容为基本护理以及日常生活照料，如帮助老人进行洗澡、穿衣、洗衣、做饭等基本生活（表3-2）。

表 3-2 英国长期照护形式及服务内容

照护类型	照护形式	医养设施	服务内容
非正式照护	居家照护（家人、朋友、邻里）	主要依靠家庭和社区	基本护理、日常生活照料
正式照护	居家照护	日间照护中心、老年护理公寓、医养社区	膳食供应、家政协助、个人护理、文化娱乐、复健护理
	社区照护	日间照护中心、医养社区	膳食供应、家政协助、个人护理、社交活动、文化娱乐、医疗保健、医疗护理中心、体检中心、临托服务
	机构照护	养老院、老年养护院、失智照护机构	生活照料、专业照护、心理疏导、认知训练、日间照护、文化娱乐、社交活动、医疗保健、康复护理、缓和治疗、EMI 单元、临终关怀

英国的医疗、养老服务主要由以下六种类型的机构提供，分别是：带有医疗服务的养老院（care home with nursing）、老年养护院（nursing care home）、日间照护中心（day care centre）、老年护理公寓（sheltered housing with nursing）、专业失智照护机构（nursing home for dementia）和医养社区（lifetime care community）。这些机构根据老年人的不同需求，所提供的养老和医护服务各有侧重，涵盖了基本生活照料、日间照护、长期照料、专业照护、临终关怀等多种形式，且其中大部分机构已具备类似医疗机构的功能。此外，英国一直主张根据老年人的需求量身定制医疗服务，医养设施的功能配置也会根据接收对象的情况而有所不同。

4. 综合保障体系

英国长期照护因其社会救助的属性，资金主要来源于政府（包括中央政府税收和地方政府税收）和国家卫生服务部（National Health Service，NHS）。NHS 提供的相关护理服务主要由中央政府的一般税收支付；"护理津贴"与"照护者津贴"则由各级政府财政负担。此外，对于政府无法覆盖的老年人照护需求部分，通常以个人、家庭、私人保险或慈善的方式筹集资金。针对特殊群体，如低收入者，可以申请家庭情况调查，国家会给予一定的补助或者费用减免。在英国，那些资产①超过 23250 英镑（26500 欧元）的人需要支付全部住家护理费用，低于 14240 英镑（16274 欧元）的由地方政府全额支付（上限和下限之间的费用是分开的）②。

英国的数据主要来源于地方当局的行政和活动数据③以及全国人口调查，地方的行政数据仅限于地方当局资助的社会保障使用。英国人口普查中关于社会保障的数据是具体到英国的四个地区的，但是没有比较英国四个地区的结果。在英国，没有单一的机构掌握所有社会护理的数据，也没有单一的综合数据源。成人社会关怀数据（Data on Social Care）的关联范围也很有限，由于地方当局的行政数据不是在个人一级收集的，因此不能与其他行政或调查数据联系起来，例如保健使用情况。

5. 行业监管体系

在监督机制方面，由于大多数的照护服务由私人部门和非营利性组织提供，各级政府是监督责任的主要承担者，主要负责服务质量、从业人员资格、运营秩序等内容的监管。为了保证服务质量，英国设立了专门的机构对社会服务质量进行监督和评价，以提高服务水平的提升，如英格兰的照护质量委员会（Care Quality Commission，CQC）和苏格兰的照护服务监察会（the Care Inspectorate），这些机构都是负责管理、评估和监督境内服务机构的部

---

① 资产包括房屋价值。

② Kate Barker, "A New Settlement for Health and Social Care", *The King's Fund*, 2014, https://www.kingsfund.org.uk/sites/default/files/field/field_publication_file/Commission%20Final%20%20interactive.pdf.，检索时间：2023 年 3 月 8 日。

③ 行政数据包括地方当局关于评估和审查数量等主题的汇总统计结果；接受支持的服务使用者和照顾者人数；开支；单位成本；还有用户体验。

门。以英格兰为例，所有的养老机构、医疗设施和社区护理服务的提供者都必须在 CQC 注册并接受其日常监测和定期检查。CQC 根据照护法案设定的社会服务质量评估标准，与不同的医疗和社会服务需求相关的组织合作，对所有的医疗健康与社会服务进行监管。

第四节　国际间长期照护体系的比较[*]

单一系统全覆盖模式旨在为所有符合条件的居民提供普遍和全面的覆盖，无论他们的收入、资产或健康状况如何。这种模式由税收资助，由中央政府或单一付款人管理，福利是标准化的，包括一系列服务，例如家庭护理、住宿护理、护理和姑息治疗。混合模式结合了不同模式的要素，包括社会保险、私人保险和公共援助。该模式旨在平衡个人、家庭、雇主、保险公司和政府在资助和提供长期护理方面的角色和责任，福利和资格标准因资金来源和需求水平而异。资产审查社会安全网模式旨在满足特定资产门槛和功能标准的低收入个人提供安全网。这种模式由税收或社会捐款资助，并由地方当局或机构管理，这些福利是经过经济状况调查的，仅限于基本服务，例如个人护理、家政服务和居家护理。

三种长期照护模式根据筹资机制的不同，在目标、服务方式、福利结构和结果方面各不相同，反映了不同国家在应对老龄化社会提供长期护理挑战时的不同价值观、偏好和权衡。三种长期照护模式具体到长期照护体系的五个方面，各自又呈现出如下差异。

政策支撑方面，资产审查型社会安全网模式的政策保障较弱，只有少数国家和地区通过了相关法律规定长期照护服务的标准和质量；单制度全覆盖模式的政策保障较强，有专门的法律和机构负责制定和执行长期照护服务的规范和监督；单制度全覆盖的政策保障最强，有完善的法律体系和管理机构来规范和协调长期照护服务的各个环节。

综合保障方面，资产审查社会安全网模型主要依靠个人或家庭自费或

---

[*] 本节由杨一帆、王双双、米源源执笔。

购买商业保险，政府只对低收入者提供补助；混合模式由社会保险和商业保险共同承担，社会保险由雇主和雇员共同缴纳费用，商业保险由个人自愿购买；单一系统全覆盖模式由政府强制实施一个统一的社会保险制度，由所有居民缴纳费用。具体而言，单一系统全覆盖模式长期照护模式的资金来源主要是税收，这种制度涉及了全部的社会公民，被照护者无须自己支付费用或是只需支付少量费用，由于收入多的人需要多纳税，使财富由富人向穷人转移，因此体现了普惠公平的原则。混合模式长期照护模式采取了权利和义务对等的缴费原则，公民既有缴费义务，又有按照需求得到服务的权利。由于采取全国统一的补助标准，而较少考虑参保人的收入水平、健康状况等，从而显示该福利制度互助共济的性质。资产审查社会安全网模式的资金来源主要由个人承担，是一种经济上公平、不涉及任何群体间的收入转移。

需求评估方面，不同保障类型对评估标准没有直接的影响关系，但不同国家依据本国的实际情况，采取不同的评估标准及失能结果的认定方式。单制度全覆盖模式的长期照护模式的资金来源于政府的税收，覆盖全体国民，因而对需求的评估标准不是十分严格，评估过程及标准有一定的主观性，并且其由地方政府制定可能造成地域之间的差异；混合模式的长期照护模式有着最为规范严格的需求评估标准，评估的结果是不同级别的照护需求，其操作由各类专家组成的鉴定小组来进行，评估者与供给者的分离，避免了供给者人为扩大评估级别，扩大照护支出的倾向。

服务供给方面，对于单一系统全覆盖模式的长期照护模式，政府在服务供给中承担着较重的职责，直接为有需要的人提供尽可能全面的服务。混合模式的长期照护模式服务提供方式主要包括政府服务、准市场和政府补贴三种类别，供给模式主要是公私合作型。资产审查社会安全网模型的长期照护模式带有鲜明的以市场为基础的"自由主义"色彩，强调私人部门和非营利性组织承担照护服务的供给责任，政府主要承担服务安排者的角色，负责将服务提供者指派给受益对象。

监督机制方面，不同保障类型的国家都对长期照护体系的监督提出较严格的要求，各国根据本国国情、组织架构成立监管队伍，并制定质量评估标准，对长期照护体系建设开展年度检查、定期评审、全程监督等监管工作。

综合来看，单一系统全覆盖模式的优势在于它确保了所有公民的公平、可及性和护理质量，并且它降低了管理成本和服务的分散性。缺陷在于在这种模式下提供的服务可能昂贵、不灵活且效率低下，并且可能在用户和提供者之间造成依赖性和道德风险。混合模式的优势在于它允许长期护理提供的多样性、创新和选择，并且它可以减轻公共预算的负担并提高效率和质量。缺陷在于可能会在获取和结果方面造成复杂性、不一致和不平等，并且可能需要多个利益相关者之间的协调和监管。资产审查社会安全网模型的优势在于它以最弱势群体为目标，并为其他优先事项保留公共资源，缺陷在于可能会在用户中造成耻辱感、贫困陷阱和未满足的需求，并且它可能依赖非正规护理或私人市场来填补空白。

第五节　案例[*]

案例一：英国 Cera Care 创新 O2O 居家护理模式

（一）基本情况

Cera Care 是一家总部位于伦敦的技术型家庭护理公司，成立于 2016 年，旨在通过创新的 O2O 模式（Online-to-Offline），提供全面的居家护理服务。Cera Care 的创办初衷是为了应对英国老龄化社会带来的医疗护理需求，并解决传统护理模式中的不足。

Cera Care 通过其先进的数字平台，寻求家庭护理的消费者与专业护理人员相匹配。平台利用人工智能（AI）和数据分析技术，不仅能实时监测患者的健康状况，还能预测潜在的病情恶化。这样的技术应用使得护理人员可以更加精准地提供护理服务，提升了患者的生活质量。

（二）主要做法

1. 医疗系统合作

Cera Care 与 Uber 及出租车服务公司 Gett 合作，为患者和护理人员提供

---

[*]　本节由杨一帆、王双双、米源源执笔。

交通服务。这些合作伙伴关系确保了护理资源和药品的及时配送，有效地支持了患者的居家护理需求。此外，Cera Care 与 Barts Health NHS Trust 等英国大型 NHS 信托机构合作，旨在减少老年患者的住院时间，通过提供高质量的居家护理服务，帮助患者尽快康复并出院。这不仅减轻了医院的压力，还为老年患者提供了更为舒适的治疗环境。

2. 人工智能应用

Cera Care 在技术应用方面有显著的创新，推出了名为"Martha"的 AI 虚拟助手，帮助护理人员和患者管理日常护理事务。Martha 能够查看患者的数字记录，并基于这些数据提供个性化的建议。这种数据驱动的方法显著提高了护理质量和效率。

2019 年，Cera Care 与 IBM 合作测试了一项新技术，将自动驾驶汽车中使用的激光雷达传感器应用于老年人家庭中。这种非侵入性的监测技术能够检测到如步态变化或跌倒等健康问题，并及时通知护理人员，以便他们迅速采取措施，避免不必要的住院。同年，Cera Care 推出了 Smart Care 应用程序，利用 AI 技术分析来自 68000 份护理记录的数据，预测老年患者的健康问题。AI 系统的预测准确率高达 83%，而在建议护理策略时的准确率则达到了 93%。这种技术的应用不仅提高了护理的精准度，还增强了护理人员的响应速度。

3. 护理人员培训系统

为了确保服务质量，Cera Care 建立了系统的护理人员培训流程。新招聘的护理人员无须具备相关经验，只需通过公司网站提交基本信息即可申请。应聘者接受线上和线下相结合的培训，内容包括食品卫生、口腔健康、药物管理及积极行为支持等，这些课程得到英国国家继续教育委员会（NCFE）的认可。培训结束后，合格的应聘者即可上岗，参与实际的护理工作。

Cera Care 还开发了一款护理员专用应用程序，帮助护理人员管理日常工作和培训。该应用程序提供了工作计划表、护理记录及用户反馈等功能，帮助护理人员更好地完成工作任务。同时，如果护理人员在工作中遇到问题，可以通过应用程序获得帮助或直接联系总公司。

总结来看，Cera Care 的发展路径展示了其在数字化居家护理领域的创新能力。通过与医疗机构和企业的合作，Cera Care 不仅提升了服务覆盖面，还增强了 AI 技术的应用深度。

案例二：法国 ORPEA 提供全领域养老护理服务

（一）基本情况

ORPEA 是一家总部位于法国巴黎的养老护理公司，该公司于 1989 年成立，经历了 30 多年的发展，现已成为欧洲最大的养老护理公司。

ORPEA 致力于满足所有类型的个人护理需求，提供治疗、康复和照顾给因年龄、疾病或人身事故而变得脆弱的人群。ORPEA 的主要服务包括急诊和康复医院、精神病医院、养老院、辅助生活设施，以及居家护理服务。此外，提供一系列辅以医疗保健治疗预防计划，为每个人提供维持和改善生活质量的方法。

（二）主要做法

1. 个性化服务模式

ORPEA 对老年群体实行的是全包式服务模式，其照护计划涵盖老人心理、身体、饮食、文娱、医务等方方面面，且每一项照护计划都有专业的医护人员和设施落地实施。当涉及脆弱性或长期护理时，每个人都有不同的需求和期望。ORPEA 公司关注到了这些特定期望的护理，会根据每位患者不同的需求提供和实行个性化的护理计划，包括为阿尔茨海默氏病或类似疾病患者提供专业服务，以及为即将离世的老人进行临终关怀。与此同时，针对患者的日常住宿、餐饮、家政清洁、娱乐等，疗养院提供 24 小时式服务。

2. 家庭护理服务

ORPEA 家庭照护服务机构面向的是由于年龄或健康问题暂时或永远无法独立生活的个人。ORPEA 提供的家庭护理服务包括三方面。一是家政服务，如清洁、餐饮、熨烫、园艺等；二是日常生活协助服务，如白天或晚上看护、卫生帮助、进食帮助等；三是运动协助服务，如辅助步行、推轮椅等。此外，ORPEA 也提供独立生活社区服务（Independant Living），该项服务贯穿于所有的服务过程始终。

3. 科学协会

ORPEA 成立了诸如心理学家协会、长期护理物理治疗师协会、临床协调员协会等科学协会，来对公司提供的服务进行审查以促进最佳照护服务的提供。这些协会允许专业人员会面、交流想法、比较实践、相互启发、支持临床反思、发现新的治疗方法，有时还可以汇集他们的资源。这些协会的最终目的是改善设施内为居民和患者提供的照护服务。

案例三：德国开展环境辅助生活系统应用

（一）基本情况

环境辅助生活（AAL）是一种利用智能技术来帮助老年人和残疾人在家里或社区安全、舒适、自主地生活的方式。该系统可以通过感应器、紧急按钮、视频通话等设备，监测居住者的状态和行为，及时发现异常或危险情况，并提供相应的服务或报警。AAL 系统是智慧养老的重要组成部分，它可以减轻家属和护理人员的负担，降低护理成本，提高居住者的满意度和幸福感。欧盟从 2007 年开始开展了 AAL 研究计划，运用周边辅助技术增强老年人的独立生活能力，德国也积极参与了 AAL 研究计划，并投入了大量资金和人力，支持了多个与 AAL 系统研发相关的项目。

（二）主要做法

在德国，部分 AAL 系统已经通过测试并进行了实践应用，例如 OTB 智能公寓、Curae Vitel bali 项目和 Loxone AAL 解决方案。

OTB 智能公寓是德国医疗机械公司 OTB 为独居老人打造的样板公寓，该公寓覆盖了 AAL 系统，并配备了各种辅助设施，如自动升降床、夜视灯、起降杆、支撑拉扶设施、求助报警按钮、自动喂餐机、血压计、血糖监测仪等。该公寓还有一个电子闹钟模样的设备，作为 AAL 的核心，辅助平台控制中心，该中心可以通过各感应器传输和分析老人一天的起居情况，并在紧急情况下发出呼救和联络预设的紧急联系人。

Curae Vitel bali 项目是一个由德国联邦教育和研究部资助的项目，旨在开发一个基于云计算和物联网技术的 AAL 平台，该平台可以连接各种智能设备和服务，并提供个性化和定制化的解决方案给老年人和护理人员。该平台可以根据老年人的健康状况、生活习惯和需求提供相应的建议和支持，并通过可视化界面展示老年人的数据和信息。

Loxone AAL 解决方案是一个由德国智能家居公司 Loxone 开发的 AAL 系统，该系统可以通过无线传感器和控制器实现对老年人家中各种设备和环境参数的智能控制和监测。该系统可以根据老年人的日常行为模式进行学习和调整，并在异常或危险情况下及时通知家属或护理人员。AAL 系统的使用对老年人、他们的家庭和护理人员有很多好处，一方面，AAL 系统可以提高老年人生活自主性；另一方面，可以有效降低老年人的医疗和看护成本，减轻家庭和社会的养老负担，提高护理人员的工作效率和质量等。但是使用 AAL 系统也面临一些挑战和问题，如技术的复杂性和可靠性，老年人的接受度和适应度，系统的成本和可及性，老年人的隐私和伦理等。

（三）结论与启示

AAL 系统是一种利用现代化技术为老年人提供环境辅助生活的系统，它可以有效提高老年群体的生活质量，减轻家庭和社会的养老负担。作为 AAL 系统研发和应用的先驱国家之一的德国，已经取得了一定的成效，为中国提供了学习的案例，但是在 AAL 系统推广和开放中，须注意对于涉及的老年人的隐私和伦理的保护，避免对老年人造成不必要的干扰或伤害，同时应积极降低 AAL 系统的成本和门槛，扩大 AAL 系统的覆盖范围和受益群体保护，加强 AAL 系统与其他养老服务或机构的协调与合作，实现养老资源的优化配置。

案例四：新加坡融合代替区隔的社区实践

（一）基本情况

海军部村庄（Kampung Admiralty）是一个为老年人打造的综合社区，由新加坡建屋发展局牵头、多个政府部门和机构合作实施。它旨在应对新加坡老龄化的社会问题，为年长者提供一个安全、舒适、自主的生活空间。它位于一个面积不足一公顷的紧凑地块上，高度限制在 45 米内，采用了"三明治"式的分层设计。形成了一个"垂直村庄"，下层是社区广场，中层是医疗中心，上层是带有社区公园的老年住宅。该项目于 2014 年 4 月开工，2017 年 8 月交付使用。共有 104 套小型公寓，分为 36 平方米和 45 平方米两种类型。55 岁以上的新加坡人，只要没有其他住房资产，都可以申请入住。公寓的使用期限是 30 年，到期后可以申请续住。

（二）主要做法

海军部村庄以融合代替区隔，促进各阶层、各年龄人群真正融合，而不是区隔。

在功能上，海军部村庄将医疗、保健、商业、教育、娱乐等多种功能集成在一个建筑内，形成了一个功能一体化的小型村落。这样既节约了土地资源，又方便了居民的生活需求。

在空间上，海军部村庄将不同功能的空间相互交融，创造了多样化和活跃的公共空间。例如，社区广场是一个开放的公共空间，地面使用了透水性好的材料，就像一个社区的客厅一样。在这里，市民可以参加各种活动，庆祝节日，或者在二楼的商场购物和用餐。社区公园是一个高高的绿色乡村，居民可以在这里聚会，锻炼身体，聊聊天气，或者种植社区农作物。

在人群上，海军部村庄将不同年龄、不同阶层、不同背景的人群相互连接，形成了一个包容和多元的社区。例如，托儿所和老年护理中心并排设置，让老年人和儿童有更多的互动机会。

在文化上，海军部村庄将传统和现代、自然和人工相互融合，形成了一个富有特色和魅力的村落。如社区种植园让老年人重拾旧时的村庄情怀，同时也提供了新鲜的食材。社区广场和社区公园也结合了热带植物和现代建筑，营造了一个凉爽舒适的环境。

在设计上，海军部村庄采用了"一体化村庄"的设计模式，将众多不同的设施置于同一屋檐下，形成了一个功能一体化、空间多样化、人群包容化、文化特色化的综合社区。此外，海军部村庄重视适老化的所有细节，具体包括，以 38 平方米和 47 平方米大小户型为的套间公寓，为了方便拎包入住，设有嵌入式衣柜、橱柜、厨炉，浴室和厨房也已砌好地板砖和墙砖。为了适老，厨房橱柜可以选择适应轮椅的高度，客厅、餐厅和浴室均采用防滑地板，同时还有支撑用的扶手、利于移动的入口坡道、较大的开关和警报系统等。

（三）总结与启示

海军部村庄展示了一种创新的公共住房模式，即将不同功能、不同空间、不同人群、不同文化相互融合，形成一个功能一体化、空间多样化、人群包容化、文化特色化的综合社区，这种模式既节约了土地资源，又满足了居民的多元需求，也促进了社会的和谐发展。体现了一种以人为本的老年社区设计理念，即将老年人的生活需求、健康需求、社交需求和文化需求作为设计的出发点和目标，为老年人提供一个舒适、便利、活跃和有意义的居住空间。

第四章　展望篇：

迈向人人享有长期照护保障的目标[*]

随着全球人口老龄化的趋势日益明显，长期照护保障的重要性也愈发凸显。中国作为世界上人口最多的国家，更是面临着严峻的老龄化和失能问题。我们生活在一个快速变化的时代，科技的进步、社会的变迁和健康意识的提升都对我们的未来提出了挑战。在这样的背景下，迈向人人享有长期照护保障的目标，不仅是对个体生活质量的保障，更是对社会和谐稳定的促进。根据国家统计局的数据，预计到 2050 年，中国 60 岁及以上的老年人口将超过 4.8 亿人，占总人口的比例将超过 35%。这一数字意味着老年照护需求将呈现爆炸式增长。同时，随着生活水平的提高和医疗技术的进步，人均预期寿命延长，老年人对照护服务的需求量和质量都有了更高的要求。

必须承认，实现全民享有长期照护保障的目标需要政府、企业、民间组织以及每一个家庭的共同努力。政府应出台更加完善的政策，构建全民覆盖的长期照护体系；企业要积极参与社会责任，为员工提供长期照护福利；民间组织和社区须提供多样化、个性化的服务，满足不同群体需求；家庭则应增强对长期照护的认识，提前规划和准备。

在政府层面，制定全面而具有前瞻性的长期照护政策至关重要。这包括建立多层次的保险体系，提供税收优惠，鼓励个人储蓄和保险投资，以及发展公共和私营部门的合作模式，确保服务的广泛可及性和质量。同时，政策制定者需考虑到不同地区、不同文化和社会经济条件的差异性，制定灵活多

＊　本章由杨一帆执笔。

样的策略来应对这些差异。中国政府已经意识到长期照护的重要性，并在"十四五"规划和2035年远景目标纲要中提出要建立完善的老年人照护服务体系，包括推动养老服务业的发展，加大财税金融支持力度，以及鼓励社会力量参与银发经济。

对于企业而言，除了为员工提供传统的薪酬和福利外，长期照护福利逐渐成为吸引和留住人才的重要手段。企业可以通过提供长期照护险、弹性工作安排、退休计划等方式，帮助员工及其家庭减轻未来可能面临的照护压力。企业的这些做法不仅体现了对员工的关怀，也有助于提升企业形象和社会责任感。

民间组织和社区在提供长期照护服务方面扮演着重要角色，它们通常更了解社区内的特定需求，能够提供更为贴心和个性化的服务。志愿者组织的参与也是不可或缺的力量，他们可以提供宝贵的人力和情感支持，形成官民合作的良好模式。

家庭作为长期照护的第一线，对照护的需求和挑战感知最为直接。家庭成员应当提早对话，共同商讨如何面对老年疾病、失能或其他需要长期照护的情况。这不仅涉及财务规划，也包括对照护服务的研究和选择，以及对居住环境的适配改造。

科技创新在推动智能照护方面发挥着关键作用。人工智能（AI）和机器学习的发展使得个性化医疗和照护成为可能。利用大数据分析和人工智能预测未来趋势，我们可以更好地理解老年人的需求，制订更加科学有效精准的长期照护计划，不仅能提升服务水平，还能降低成本，使得长期照护服务更加普及。物联网（IoT）技术的应用，比如穿戴设备和智能家居，则能够实时监测老年人状况，及时发现问题并给出相应的响应或干预。人机关系也是智能照护领域的一个重要议题。随着机器人技术的成熟，越来越多的照护机器人被设计出来辅助老年人和残疾人的日常生活，从基本的家务助手到社交互动伙伴。这些机器人不仅减轻了照护人员的工作负担，也提供了陪伴和情感支持，改善了被照护者的生活质量。借助现代技术，可以显著提高长期照护的效率和质量。

此外，还需要培养更多的专业人才，提高社会对照护职业的认知和尊重，让从事这一行业的人员得到应有的待遇和发展空间。这要求我们在教育和培训上投入更多资源，例如设立专业课程、提供持续的职业培训和认证，以及改善工作条件以提高行业吸引力。

结合中国的现实情况，城乡发展不均衡是一个不容忽视的问题。农村地区因经济条件限制，照护资源稀缺，特别是专业化的照护服务不足。这种不平衡导致了城乡老年人在享受照护服务方面的不公平现象。因此，在推进长期照护保障时，需要采取差异化策略，针对城乡不同需求制定相应措施。例如，在农村地区提供更多的政策支持和经济激励，引导和鼓励社会力量参与农村养老服务业的发展。通过推广远程医疗和智慧养老服务，利用互联网、大数据等现代信息技术，缩小城乡差距，提高农村地区的照护服务质量和效率。探索建立农村老年人口的养老互助体系，利用乡村社区的传统优势，组织志愿者和乡村医生为老年人提供日常照护和医疗服务。

与此同时，长期照护的新质力量也在酝酿，针对中老年人的产品和服务市场的"银发经济"逐渐兴起，这不仅包括传统的医疗保健、日常照护服务，还涉及休闲娱乐、旅游、教育、金融服务等多个领域。"长期照护"的内涵外延正在悄然发生改变。显然，老年人追求晚年人生更多的选择和更好的生活质量，为市场提供了新的机会。但前提是，我们有效提高老年人的终生收入水平，使他们有更多能力养老消费；我们更加有力地保障老年人权益，防止他们受到漠视、歧视和欺诈。

结束本书时，我们想再次强调，长期照护不是某个特定群体的特权，而是每一个人生命旅程中可能面临的需求；也不仅仅是一个社会福利问题，它关系到经济发展、社会稳定和人文关怀。随着中国进入深度老龄化社会，我们必须以更加开放和创新的思维，积极应对挑战，把握机遇，携手努力，通过政策支持、社会参与和个人准备，共同迈向一个人人享有长期照护保障的未来，为所有人的尊严与幸福筑起坚实的保障。这是一项长远的社会工程，需要每个人的理解、耐心和坚持，以期在有朝一日，当任何个人或家庭面临长期照护的挑战时，都能感到社会的温暖和国家的力量。站在社会整体和国家战略的高度，长期照护保障工作的推进不仅映射了民众福祉理念的深入人心，更是国家治理现代化、社会治理精细化的生动体现。它既承载着对老年人群体的深切敬意和坚定承诺，也反映了一个国家对未来发展趋势的洞察和对人民生活质量的持续追求。

参考文献

一 中文文献

白晨、顾昕：《中国基本养老服务能力建设的横向不平等——多维福祉测量的视角》，《社会科学研究》2018 年第 2 期。

蔡伟贤、吕函枰、沈小源：《长期护理保险、居民照护选择与代际支持——基于长护险首批试点城市的政策评估》，《经济学动态》2021 年第 10 期。

陈鹤、赵姗姗、崔斌：《长期护理保险试点财务赤字风险的评估研究——基于第一批 15 个试点方案的分析》，《中国卫生政策研究》2021 年第 14 卷第 12 期。

陈鹤、赵姗姗：《长期护理保险财务可持续性——基于微观仿真方法和保险报销数据的评估研究》，《保险研究》2021 年第 10 期。

陈鹤：《长期照护服务筹资：国际经验和中国实践的启示》，《医学与哲学（A）》2014 年第 35 卷第 9 期。

陈凯、赵娜、焦阳：《职工长期护理保险筹资责任分担动态调整机制研究——以青岛市为例》，《运筹与管理》2022 年第 3 期。

陈卫民：《发达国家老年照护服务供给体制改革及其借鉴意义》，《南开学报》（哲学社会科学版）2002 年第 3 期。

陈雪萍：《以社区为基础的老年人长期照护体系构建》，《医学与哲学》（人文社会医学版）2014 年第 9 期。

陈晹、康健、连菲：《英国养老设施医养结合模式分析及经验借鉴》，《建筑学报》2016 年第 11 期。

程勇：《中国养老新设想——居家养老》，《中外管理导报》1998 年第 2 期。

董克用、张栋：《高峰还是高原？——中国人口老龄化形态及其对养老金体系影响的再思考》，《人口与经济》2017 年第 4 期。

仇春涓、关惠琳、钱林义等：《长期护理保险的定价研究——基于 XGboost 算法及 BP 组合神经网络模型》，《保险研究》2020 年第 12 期。

戴卫东、董丛文：《商业护理保险在中国的前景分析——兼论中国未来老年生活护理制度模式》，《学术交流》2007 年第 4 期。

戴卫东、石才恩：《韩国老年长期护理政策新动向》，《中国卫生事业管理》2008 年第 1 期。

戴卫东：《以色列长护险制度及评价》，《西亚非洲》2008 年第 2 期。

邓新茹、刘倩汝、耿力：《失能老年人居家照护未满足需求的研究现状》，《护理学杂志》2022 年第 37 卷第 16 期。

丁建定、倪赤丹：《论中国社会养老服务体系建设的重要转型——基于改革开放以来的一种历史比较分析》，《学海》2021 年第 6 期。

杜鹏、高云霞、谢立黎：《中国老年照护服务：概念框架与发展路径》，《老龄科学研究》2022 年第 9 期。

方雨：《荷兰长期照护保险制度述评》，《中国医疗保险》2015 年第 5 期。

房连泉：《老年护理服务的市场化发展路径——基于德国、日本和韩国长期护理保险制度的经验比较》，《新疆师范大学学报》（哲学社会科学版）2019 年第 40 卷第 2 期。

封铁英、南妍：《长期照护养老模式实践逻辑与路径再选择——基于全国养老服务业典型案例的分析》，《公共管理学报》2020 年第 3 期。

桂世勋：《应对老龄化的养老服务政策需要理性思考》，《华东师范大学学报》（哲学社会科学版）2017 年第 49 卷第 4 期。

郭健美、寇霞、张翠萍：《长护险制度"山东模式"的实践及经验分析》，《医学与社会》2021 年第 34 卷第 4 期。

郭金龙、李红梅：《人口老龄化加速迫切需要扩大我国长护险试点——基于我国 28 个长护险试点方案的比较与思考》，《价格理论与实践》2021 年第 7 期。

郭士征：《关于改善老年照护服务的对策研究：上海的现状与思考》，《上海市退休职工管理研究会优秀论文选集》。

韩丽、胡玲：《长期护理保险待遇给付的现实困境及优化路径研究》，《卫生经济研究》2020 年第 37 卷第 7 期。

郝君富、李心愉：《德国长期护理保险：制度设计、经济影响与启示》，《人口学刊》2014 年第 36 卷第 2 期。

何林广、陈滔：《德国强制性长期护理保险概述及启示》，《软科学》2006 年第 5 期。

胡宏伟、蒋浩琛：《我国基本养老服务的概念阐析与政策意涵》，《社会政策研究》2021 年第 4 期。

胡泽文、孙建军、武夷山：《国内知识图谱应用研究综述》，《图书情报工作》2013 年第 3 期。

华颖：《国际视野下的中国长期护理保险政策选择》，《学术研究》2021 年第 7 期。

黄佳豪：《日韩长期照护保险的比较研究——基于社会福利政策分析框架》，《福建师范大学学报》（哲学社会科学版）2016 年第 4 期。

金虹、王树青、程萍等：《福利多元视角下构建社区老年照护服务体系的思考》，《护理学杂志》2020 年第 35 卷第 17 期。

荆涛、王靖韬、李莎：《影响我国长期护理保险需求的实证分析》，《北京工商大学学报》（社会科学版）2011 年第 6 期。

景跃军、李元：《中国失能老年人构成及长期护理需求分析》，《人口学刊》2014 年第 2 期。

李祥臣、俞梦孙：《主动健康：从理念到模式》，《体育科学》2020 年第 2 期。

李艳芳、承德：《长护保险的试点探索》，《中国社会保障》2020 年第 9 期。

李月娥、明庭兴：《长期护理保险筹资机制：实践、困境与对策——基于 15 个试点城市政策的分析》，《金融理论与实践》2020 年第 2 期。

李云龙、王晓军：《夫妻联合长期护理保险的定价模型与应用》，《保险研究》2021 年第 2 期。

林嘉：《社会保障法的理念、实践与创新》，中国人民大学出版社 2002 年版。

林艳、党俊武等：《为什么要在中国构建长期照护服务体系?》，《人口与发展》2009 年第 4 期。

刘德浩：《长期照护制度中的家庭团结与国家责任——基于欧洲部分国家的比较分析》，《人口学刊》2016 年第 38 卷第 4 期。

刘晓梅、李蹊：《德国长期照护保险供给体系对我国的启示》，《学习与探索》2017 年第 12 期。

刘晓梅：《我国社会养老服务面临的形势及路径选择》，《人口研究》2012 年第 5 期。

刘宇琼、余少祥：《国外扶贫立法模式评析与中国的路径选择》，《国外社会科学》2020 年第 6 期。

罗丽娅、丁建定：《典型福利国家老年长期照护服务的国际比较与价值启示》，《经济社会体制比较》2021 年第 1 期。

罗丽娅：《荷兰老年长期照护服务的政策演进、实践逻辑及价值启示》，《社会保障研究》2020 年第 4 期。

马嘉蕾、高传胜：《老年人长期照护服务的需求生成、供需失衡与治理思路——以江苏省为例》，《云南民族大学学报》（哲学社会科学版）2022 年第 39 卷第 6 期。

马腾、贾荣言、刘权乐：《我国创新网络研究演进脉络梳理及前沿热点探析》，《科技进步与对策》2018 年第 3 期。

孟佳娃、胡静波：《长期护理保险待遇给付问题研究》，《人民论坛》2022 年第 7 期。

彭荣：《基于马尔科夫模型的老年人口护理需求分析》，《统计与信息论坛》2009 年第 24 卷第 3 期。

齐天骄：《欧洲福利国家长期照护服务变迁及对我国的启示》，《社会保障研究》2021 年第 6 期。

邱均平、沈恝谌、宋艳辉：《近十年国内外计量经济学研究进展与趋势——基于 Citespace 的可视化对比研究》，《现代情报》2019 年第 2 期。

石玲：《社会照护给付：英国经验与中国选择》，《湖湘论坛》2019 年第 32 卷第 2 期。

史丹、邓洲：《促进数据要素有效参与价值创造和分配》，《人民日报》2020年1月22日。

孙正成：《需求视角下的老年长期护理保险研究——基于浙江省17个县市的调查》，《中国软科学》2013年第11期。

汤薇、虞幸然、粟芳：《中国长期护理保险的筹资调整机制及缴费负担》，《保险研究》2022年第11期。

唐钧、冯凌：《长期照护的全球共识和概念框架》，《社会政策研究》2021年第1期。

唐钧：《老年居家服务的基本概念与认识误区》，《社会政策研究》2021年第4期。

唐钧：《中国老年照护机构的发展思路》，《社会工作》2021年第2期。

王岩梅、石磊：《我国实行长期护理保险的可行性分析》，《中华护理杂志》2007年第10期。

王阳亮：《政府购买养老服务：属性、问题与对策》，《哈尔滨工业大学学报》（社会科学版）2017年第19卷第4期。

席恒：《养老服务的逻辑、实现方式与治理路径》，《社会保障评论》2020年第4卷第1期。

谢立黎、郝小峰、韩文婷：《老年照护服务供给模式国际比较与启示》，《中国卫生政策研究》2020年第13卷第4期。

谢微、于跃：《我国医养结合养老模式合作机制构建及其优化路径研究》，《行政论坛》2022年第29卷第6期。

邢梓琳、杨立雄：《混合福利经济视角下的中国老年长期照护服务体系建构——基于德日韩三国实践经验比较》，《行政管理改革》2022年第5期。

徐银波：《论我国长期护理保险制度试点中的争议问题与理论回应》，《西南政法大学学报》2021年第2期。

许晓芸：《老化与照护：失能老人的长照困境与社会工作服务——基于B市Y社区的调查》，《社会工作》2019年第1期。

许馨文、傅映平：《老年护理人才培养模式研究进展》，《护理研究》2019年第 2 期。

闫萍：《失能老人家庭照护者的社会支持研究——基于北京市的分析》，《北京行政学院学报》2019 年第 3 期。

阳旭东：《台湾地区长期照护政策：回顾、评价及启示》，《云南民族大学学报》（哲学社会科学版）2018 年第 35 卷第 5 期。

杨蓓蕾、梅雨前、褚泽坤：《上海市智慧监管长期护理保险的探索》，《中国国情国力》2022 年第 11 期。

杨红燕：《去商品化与去家庭化：老年照护服务体制的国际比较——以欧洲14 个典型国家为例》，《江淮论坛》2019 年第 2 期。

杨建军、汤婧婕、汤燕：《基于"持续照顾"理念的养老模式和养老设施规划》，《城市规划》2012 年第 5 期。

杨思洛、韩瑞珍：《国外知识图谱绘制的方法与工具分析》，《图书情报知识》2012 年第 6 期。

杨团：《中国长期照护的政策选择》，《中国社会科学》2016 年第 11 期。

姚虹：《老龄危机背景下我国长期护理保险制度试点方案的比较与思考》，《社会保障研究》2020 年第 1 期。

尹尚菁、杜鹏：《老年人长期照护需求现状及趋势研究》，《人口学刊》2012 年第 2 期。

于新亮、黄俊铭、康琢、于文广：《老年照护保障与女性劳动参与——基于中国农村长期护理保险试点的政策效果评估》，《中国农村经济》2021 年第 11 期。

岳振：《实现老有所养必须构建基本养老服务》，《中国经济时报》2010 年 8 月 13 日。

张丽萍、王广州：《中国家庭结构变化及存在问题研究》，《社会发展研究》2022 年第 9 卷第 2 期。

张良文、付思佳、王逸凡等：《基于 SD 模型的我国长期护理保险筹资优化方案设计》，《中国卫生政策研究》2022 年第 10 期。

张琳、汤薇：《基于非齐次 Markov 模型的长期护理保险定价研究》，《保险研究》2020 年第 7 期。

张文静、张丽、姚俊：《长护险制度政策评价：基于 PMC 指数模型》，《中国卫生事业管理》2021 年第 2 期。

张小娟、朱坤：《日本长期照护政策及对我国的启示》，《中国卫生政策研究》2014 年第 7 卷第 4 期。

赵青、李珍：《英国长期照护：基本内容、改革取向及其对我国的启示》，《社会保障研究》2018 年第 60 卷第 5 期。

郑秉文：《中国养老金发展报告 2017——长期护理保险试点探索与制度选择》，经济管理出版社 2017 年版。

郑伟、姚奕、刘子宁：《长护险制度的评估框架及应用：基于三个案例的分析》，《保险研究》2020 年第 10 期。

周维、孙靖凯、汪晓凡等：《我国老年人长期照护政策的问题分析及政策选择》，《卫生经济研究》2021 年第 38 卷第 5 期。

周文静、张慧：《我国长期护理保险 15 个试点城市筹资水平与满足需求情况分析》，《医学与社会》2022 年第 1 期。

周泽纯、罗桢妮、刘俊荣：《公共政策视域下日本介护保险制度对我国的启示》，《护理研究》2019 年第 33 卷第 22 期。

周志凯：《论我国农村老年人社会福利事业》，《社会主义研究》2005 年第 3 期。

朱震宇：《中国长期照护服务政策演变与发展逻辑》，《中国卫生政策研究》2019 年第 12 卷第 10 期。

二　外文文献

［美］桑特勒、［美］纽恩：《卫生经济学——理论、案例与产业研究》，程晓明译，北京大学医学出版社 2006 年版。

［匈牙利］赫塔拉·麦斯可（Bertalan Meskó）：《颠覆性医疗革命：未来科技与医疗的无缝对接》，大数据文摘翻译组译，中国人民大学出版社 2016 年版。

Alders, Peter, Schut, Frederik T., "The 2015 long-term care reform in the Netherlands: getting the financial incentives right?", *Health Policy*, 2018.

Armeni, P., Polat, I., De Rossi et al., "Digital Twins in Healthcare: Is It the Beginning of a New Era of Evidence-Based Medicine? A Critical Review", *Journal of personalized medicine*, 12 (8).

Béland D., Marier P., "COVID-19 and Long-Term Care Policy for Older People in Canada", *J Aging Soc Policy*, 2020, 32 (4-5).

Bentley, D., & Cheney, L., "AIDS and Long-Term Care Facilities", *Infection Control & Hospital Epidemiology*, 1990, 11 (4).

Bentley, D., & Degelau, J., "Scabies in Long-Term Care Facilities", *Infection Control & Hospital Epidemiology*, 1992, 13 (7).

Carman W. F., Elder A. G., Wallace L. A., et al., "Effects of influenza vaccination of health-care workers on mortality of elderly people in long-term care: a randomised controlled trial", *Lancet*, 2000, 355 (9198).

Chakrabarti S., Biswas N., Jones L. D., Kesari S., Ashili S., "Smart Consumer Wearables as Digital Diagnostic Tools: A Review", *Diagnostics (Basel, Switzerland)*, 2022 Aug, 12 (9).

Chen C., "CiteSpace II: Detecting and visualizing emerging trends and transient patterns in scientific literature", *JASIST*, 2006, 57 (3).

Chen C., "A Glimpse of the First Eight Months of the COVID-19 Literature on Microsoft Academic Graph", *Front. Res. Metr. Anal.*, 2020, 5.

Christianson J. B., "Long-term care standards: enforcement and compliance", *J Health Polit Policy Law*, 1979, 4 (3).

Chu C. H., Ronquillo C., Khan S., Hung L., Boscart V., "Technology Recommendations to Support Person-Centered Care in Long-Term Care Homes during the COVID-19 Pandemic and Beyond", *J Aging Soc Policy*, 2021, 33 (4-5).

Chu C. H., Wang J., Fukui C., Staudacher S., A. Wachholz P., Wu B., "The Impact of COVID-19 on Social Isolation in Long-term Care Homes: Perspectives of Policies and Strategies from Six Countries", *J Aging Soc Policy*, 2021, 33 (4-5).

Coe N. B. , Skira M. M. , Van Houtven C. H. , "Long-term care insurance: Does experience matter?", *J Health Econ*, 2015, 40.

Colombo, F. , et al. , "Help Wanted?: Providing and Paying for Long-Term Care, OECD Health Policy Studies", *OECD Publishing*, Paris, 2011.

Crigger, E. , Reinbold, K. , Hanson, C. et al. , "Trustworthy Augmented Intelligence in Health Care", *J Med Syst*, 46, 12 (2022).

Cs, Higgins, "Pathways to long-term geriatric hospital care", *The New Zealand Medical Journal*, 98 (1985).

Dang A. , Arora D. , Rane P. , "Role of digital therapeutics and the changing future of healthcare", *J Family Med Prim Care*, 2020, 9 (5), Published 2020 May 31.

Feng Z. , Glinskaya E. , Chen H. , et al. , "Long-term care system for older adults in China: policy landscape, challenges, and future prospects", *The Lancet (British edition)*, 2020, 396 (10259).

Gaur S. , Pandya N. , Dumyati G. , Nace D. A. , Pandya K. , Jump R. L. P. , "A Structured Tool for Communication and Care Planning in the Era of the COVID-19 Pandemic", *J Am Med Dir Assoc*, 2020, 21 (7).

Górski, M. , Garbicz, J. , Buczkowska, M. , Marsik, G. , Grajek, M. , Całyniuk, B. , & Polaniak, R. , "Depressive disorders among long-term care residents in the face of isolation due to COVID-19 pandemic", Zaburzenia depresyjne wśród pensjonariuszy ośrodka opieki długoterminowej w obliczu izolacji spowodowanej pandemią COVID-19, *Psychiatria polska*, 2022, 56 (1).

Grootegoed E. , Van Dijk D. , "The Return of the Family? Welfare State Retrenchment and Client Autonomy in Long-Term Care", *Journal of Social Policy*, 2012, 41 (4).

Gun-Britt Trydegård, Mats Thorslund, "Inequality in the welfare state? Local variation in care of the elderly-the case of Sweden", 2001, 10 (3).

Hager K. K. , Loprinzi P. , Stone D. , "Implementing diabetes care guidelines in long term care", *J Am Med Dir Assoc*, 2013, 14 (11).

Hogstel M. O. , Curry L. C. , Walker C. A. , Burns P. G. , "Ethics committees in long-term care facilities", *Geriatr Nurs*, 2004, 25 (6).

I. Ahmad et al. , "Emerging Technologies for Next Generation Remote Health Care and Assisted Living," *IEEE Access*, vol. 10, 2022.

Johansson L. , Long H. , Parker M. G. , "Informal caregiving for elders in Sweden: an analysis of current policy developments", *J Aging Soc Policy*, 2011 Oct, 23 (4).

Kimball A. , Hatfield K. M. , Arons M. , et al. , "Asymptomatic and Presymptomatic SARS-CoV – 2 Infections in Residents of a Long-Term Care Skilled Nursing Facility-King County, Washington, March 2020", *MMWR Morb Mortal Wkly Rep.* , 2020, 69 (13).

Kivnick H. Q. , "Living Gerontology: Providing Long-Distance, Long-term Care", *Gerontologist*, 2017, 57 (1).

Konetzka R. T. , Luo Y. , "Explaining lapse in long-term care insurance markets", *Health Econ.* , 2011, 20 (10).

Korc-Grodzicki B. , Wallace J. A. , Rodin M. B. , Bernacki R. E. , "Cancer in long-term care", *Clin Geriatr Med.* , 2011, 27 (2).

Laporte A. , Siddiqi A. , "Rethinking Long-Term Care", *Healthc Pap.* , 2021, 20 (1).

Laxton C. E. , Nace D. A. , Nazir A. , "AMDA-The Society for Post-Acute and Long-Term Care Medicine. Solving the COVID – 19 Crisis in Post-Acute and Long-Term Care", *J Am Med Dir Assoc*, 2020, 21 (7).

Liu, Z. , Ren, L. , Xiao, C. , Zhang, K. , & Demian, P. , "Virtual Reality Aided Therapy towards Health 4. 0: A Two-Decade Bibliometric Analysis", *Internationaljournal of environmental research and public health*, 2022, 19 (3).

Marek K. D. , Popejoy L. , Petroski G. , Rantz M. , "Nurse care coordination in community-based long-term care", *J Nurs Scholarsh*, 2006, 38 (1).

Marek K. D. , Popejoy L. , Petroski G. , Rantz M. , "Nurse care coordination in community-based long-term care", *J Nurs Scholarsh*, 2006, 38 (1).

McGilton K. S., Krassikova A., Wills A., et al., "Nurse Practitioners Navigating the Consequences of Directives, Policies, and Recommendations Related to the COVID-19 Pandemic in Long-Term Care Homes", *J Appl Gerontol*, 2022, 41 (11).

McMichael T. M., Currie D. W., Clark S., et al., "Epidemiology of COVID-19 in a Long-Term Care Facility in King County, Washington", *N Engl J Med*., 2020, 382 (21).

Min L., Huilan X., "Comparative analysis of long-term care quality for older adults in China and Western countries", *Journal of International Medical Research*, 2020, 48 (2).

Murtaugh C. M., Kemper P., Spillman B. C., "Risky business: long-term care insurance underwriting", *Inquiry*, 1995, 32 (3).

Pohl, J., Heintze, C., & Herrmann, W. J., "Patients'and GPs'duties and responsibilities in long-term care after myocardial infarction: a qualitative study of patients'perspectives", *Family practice*, Advance online publication.

Pohl, J., Heintze, C., & Herrmann, W. J., "Patients'and GPs'duties and responsibilities in long-term care after myocardial infarction: a qualitative study of patients' perspectives", *Family practice*, Advance online publication.

Potter J., Stott D. J., Roberts M. A., et al., "Influenza vaccination of health care workers in long-term-care hospitals reduces the mortality of elderly patients", *The Journal of Infectious Diseases*, 1997 Jan, 175 (1).

Rajagopalan S., Yoshikawa T. T., "Tuberculosis in long-term-care facilities", *Infect Control Hosp Epidemiol*, 2000, 21 (9).

Robinovitch S. N., Feldman F., Yang Y., et al., "Video capture of the circumstances of falls in elderly people residing in long-term care: an observational study", *Lancet*, 2013, 381 (9860).

Roland, D., Forder, J., & Jones, K., "What Is Out There and What Can We Learn? International Evidence on Funding and Delivery of Long-Term Care",

Social Policy and Society, 2022, 21 (2).

Schön, P., Lagergren, M. & Kåreholt, I., "Rapid decrease in length of stay in institutional care for older people in Sweden between 2006 and 2012: results from a population-based study", *Health & Social Care in the Community*, 2016, 24 (5).

Schroyer D., "Media Effects on Individual Worldview and Wellness for Long-Term Care Residents Amid the COVID-19 Virus", *Gerontologist*, 2021, 61 (1).

Schuster A. M., "Cotten SR COVID-19's Influence on Information and Communication Technologies in Long-Term Care: Results From a Web-Based Survey With Long-Term Care Administrators", *JMIR Aging*, 2022, 5 (1).

Seifert A., Batsis J. A., Smith A. C., "Telemedicine in Long-Term Care Facilities During and Beyond COVID-19: Challenges Caused by the Digital Divide", *Front Public Health*, 2020, 8, Published 2020 Oct 26.

V., L., Jagannathan, A., Angothu, H., & Reddy, S., "Need-based rehabilitation program for women with mental illness under long-term admission in a Tertiary Care Hospital: A feasibility study", *The International journal of social psychiatry*.

Wall M., Lohfeld L., Giangregorio L., et al., "Fracture risk assessment in long-term care: a survey of long-term care physicians", *BMC Geriatr*, 2013, 13.

Wang H., Abbas K. M., Abbasifard M., et al., "Global age-sex-specific fertility, mortality, healthy life expectancy (HALE), and population estimates in 204 countries and territories, 1950-2019: a comprehensive demographic analysis for the Global Burden of Disease Study", *The Lancet*, 2020, 396 (10258).

Zeng Q., Wang Q., Zhang L., Xu X., "Comparison of the Measurement of Long-Term Care Costs between China and Other Countries: A Systematic Review of the Last Decade", *Healthcare*, 2020, 8.

后　记

在撰写《中国老年长期照护体系研究》一书的过程中，我们深刻感受到人口老龄化带来的巨大挑战与机遇。本书旨在探讨如何构建有效、可及、可负担、可持续、公平和包容的长期照护体系，以应对老年人口迅速增长和寿命延长的现实需求。在资料收集和研究过程中，我们广泛阅读了国内外相关文献，深入调研了多个试点城市，并与众多专家学者、政策制定者、照护服务提供者以及受益者进行了坦诚而深入的交流。通过全面比较不同国家和地区的长期照护体系，本书揭示了筹资机制、政策支撑、需求评估、服务供给和行业监管等方面的差异性和共性，为中国提供了可借鉴的国际视角。

本书的研究工作由西南交通大学公共管理学院教授、国际老龄科学研究院副院长杨一帆，和西南交通大学公共管理学院助理教授、国际老龄科学研究院国际合作中心执行主任王双双共同统筹。西南交通大学公共管理学院研究生、国际老龄科学研究院科研助理张欢、魏小凡、米源源，浙江大学公共管理学院在读博士潘君豪等同学参与了内容撰写。杨一帆、潘君豪负责整体框架构建和理论篇的撰写；王双双、魏小凡负责中国长期照护体系的现状调研和案例分析；张欢、米源源负责国外长期照护体系的比较分析。特别感谢张欢同学在整个写作过程中协助统稿、整理和校对文稿。

本书的顺利完成，得益于众多专家学者和同行的支持与帮助。特别是西南交通大学文科学部主任、国际老龄科学研究院院长张雪永教授在人力和经费上的大力支持，瑞士日内瓦社会经济发展研究中心主席沈丽佳教授的学术指导，以及国际行政科学学会世界幸福城市治理研究中心、中国老年学和老年医学学会养老人才专委会和国际旅居康养分会、四川省哲学社会科学重点研究基地——老龄事业与产业发展研究中心、四川省老年学学会等机构的支持，为我们提供了宝贵的资源和平台。在此，我们向所有给予帮助和支持的单位和个人表示最诚挚的感谢！

面对中国老年长期照护体系的快速发展和政策环境的不断变化，我们深知本书的内容可能无法涵盖所有最新的进展和细节。然而，这正是我们进行此类研究的初衷和动力所在——即提供一个动态的、可更新的知识框架，以激发更多的思考和讨论。展望未来，随着人口老龄化趋势的加剧，老年长期照护体系的建设将面临更多挑战与机遇。我们将继续关注这一领域的发展动态，深化国际合作，探索技术创新应用，拓宽融资渠道，并强化人文关怀，为构建更加完善的老年长期照护体系贡献力量。